倪氏名老中医临诊经验集

主　编◎倪京丽　陈海涛　张尊敬

U0833288

科学技术文献出版社
SCIENTIFIC AND TECHNICAL DOCUMENTATION PRESS
·北京·

图书在版编目（CIP）数据

倪氏名老中医临诊经验集 / 倪京丽，陈海涛，张尊敬主编. --北京 ：科学技术文献出版社，2024. 10.

ISBN 978-7-5235-1895-3

Ⅰ. R249.7

中国国家版本馆 CIP 数据核字第 20241G8X66 号

倪氏名老中医临诊经验集

策划编辑：张　蓉　责任编辑：张　蓉　史钰颖　责任校对：王瑞瑞　责任出版：张志平

出 版 者　科学技术文献出版社
地　　址　北京市复兴路15号　邮编 100038
编 务 部　（010）58882938，58882087（传真）
发 行 部　（010）58882868，58882870（传真）
邮 购 部　（010）58882873
官方网址　www.stdp.com.cn
发 行 者　科学技术文献出版社发行　全国各地新华书店经销
印 刷 者　北京地大彩印有限公司
版　　次　2024 年 10 月第 1 版　2024 年 10 月第 1 次印刷
开　　本　850×1168　1/32
字　　数　95千
印　　张　4.375　彩插20面
书　　号　ISBN 978-7-5235-1895-3
定　　价　16.80 元

主编简介

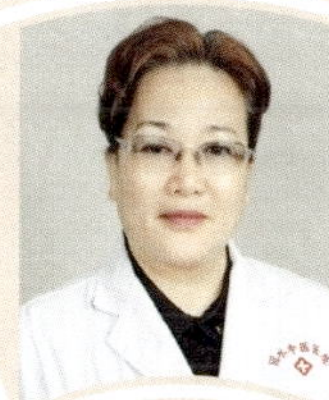

倪京丽

主任中医师；浙江中医药大学硕士研究生导师；第七批全国老中医药专家学术经验继承工作指导老师；浙江省名中医；丽水市绿谷特级名中医；丽水市中医院原副院长；浙江省“十三五”中医药重点专科、市级重点扶持学科治未病学科带头人。

学术任职

中华中医药学会治未病分会、亚健康分会、药膳分会、名医学术研究分会常务委员；世界中医药学会联合会亚健康专业委员会、药膳食疗研究专业委员会常务理事；浙江省中医药学会营养与食疗分会、名老中医经验与学术流派传承分会副主任委员，膏方分会、肝病分会常务委员，体质分会委员；浙江省医师协会女医师分会常务委员。

专业特长

精研中医内科，兼通中医妇、儿各科，尤以肝胆病、脾胃病、代谢性疾病、内分泌疾病、疲劳综合征、顽固性睡眠障碍、中风后遗症、恶性肿瘤，以及放、化疗术后调治见长。善于将中医“治未病”的理念及辨病、辨证相结合的思想融入现代诊疗手段中，治疗内科疑难杂症，同时依据三因制宜和五运六气的理论为亚健康体质人群提供膏方调治、药膳食疗等。对亚健康人群开展冬令膏方调治，此举开创了丽水市先河。在传染病的中医药防治、畲医药的开发应用等方面积累了丰富的临床经验。

学术成果

主持、参与国家及省、市级课题12项，获国家级推广项目1项；编写专著7部，发表论文30余篇，其中包括SCI收录论文2篇；成功备案浙江省医疗机构应用传统工艺配制中药制剂“防感合剂”1项；获丽水市自然科学优秀论文奖5项，丽水市社会科学优秀成果奖1项；荣获浙江省“浙派中医膏方之星”、浙江省中医住院规培优秀带教老师、浙江省九三学社优秀社员、丽水九三榜样人物、丽水市首届中国医师节“爱心奖”获得者、丽水市坚守抗疫一线杰出医师、丽水市市直百名优秀医务人员等荣誉；目前已成立省级名中医工作室——浙江省倪京丽名老中医专家传承工作室及市级传承工作室，致力于开展中医药传承工作。

主编简介

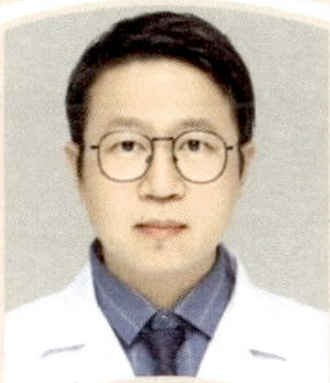

陈海涛

副主任中医师；丽水市中医院治未病科主任；第七批全国老中医药专家学术经验继承人；浙江省倪京丽名老中医专家传承工作室主任及学术继承人；浙江省中医药管理局重点专科治未病科负责人，浙江省中青年临床名中医；丽水市“138”人才工程培养人员。

学术任职

中华中医药学会治未病分会、中医体质分会委员；浙江省中医药学会体质分会副主任委员；丽水市中医药学会中医治未病与传承分会副主任委员。

专业特长

主要从事中医治未病临床与研究工作。擅长中医治疗内、儿科咳嗽、发热、鼻炎、中暑、失眠、疲劳虚汗等疾病；擅长采用扶阳祛湿法治疗萎缩性胃炎及便秘、胃胀、胃寒、食欲不振等消化系统病证；擅长运用中医补法调理妇科月经病、产后月子病等；擅长将中医“治未病”理念融入干预措施中，调治肥胖、脂肪肝、高尿酸血症等代谢失常疾病；擅长为慢性疾病患者及虚弱衰老人群提供膏方及冬病夏治的调理方案。

学术成果

先后主持和参与科技部“十二五”“十三五”重大专项各 1 项、省部级和厅局级科研项目 5 项；发表专业论文 20 余篇；荣获丽水市优秀论文奖等。

主编简介

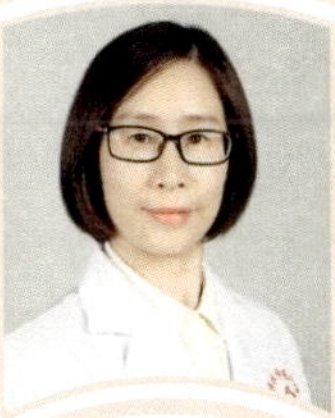

张尊敬

主任中医师；丽水市中医院副书记、副院长；浙江中医药大学硕士研究生导师；国家中医优势专科肺病科负责人；浙江省中医药重点专科传染病科负责人；浙江省中医药多学科交叉创新团队带头人；浙江省“新世纪151人才工程”培养人员；浙江省卫生创新人才；浙江省医坛新秀；丽水市名绿谷中医。

学术任职

中华中医药学会感染病分会常务委员；中华医学会结核病分会相关疾病专业委员会常务委员；中华医学会结核病分会非结核分枝杆菌专业委员会委员；中国防痨协会结核分枝杆菌/艾滋病毒双感专业分会常务委员；浙江省中医药学会感染病分会副主任委员；浙江省中医药学会中医诊断与方剂学分会副主任委员；丽水市防痨协会副理事长。

专业特长

主要研究方向为中西医结合的肺病诊疗领域。擅长肺癌、间质性肺病、慢性阻塞性肺疾病、感染性咳嗽、哮喘、肺结节、肺结核等肺系疾病的诊治。

学术成果

从事中西医结合临床与研究工作20余年，先后主持和参与科技部“十二五”“十三五”重大专项、省部级和厅局级科研项目20余项；发表专业论文20余篇，其中包括SCI收录论文10余篇；荣获中华中医药学会科学技术奖、浙江省科学技术进步奖、浙江省中医药科技奖等10余项；参编《浙西南中医养生指引》《结核病中西医治疗学》《中医教您防治肺结核》等著作。

编委会

序言

浙江省丽水市古称处州，域内山峦叠翠，祥云缭绕，奇峰怪石，清流激湍，风光旖旎，被誉为“浙江绿谷”。是处盛世之年，五业兴旺，地杰人灵，福寿之地，生机勃勃，为全国首个全域获得“长寿之乡”的地级市。

在这里，自然与人文相交融，传统与现代相辉映。中医药与大众生活息息相关，预防、治疗、康复、养生处处都有中医药的身影。一大批中医药工作者踔厉奋发，辛勤耕耘，守护着生活在这方沃土上的人民的安宁和幸福。丽水市中医院的倪京丽中医师就是这一大批生命守护者中的一位佼佼者。

浙派中医名家陈无择，论医理，救疾苦，以博约著称，著《三因极一病证方论》，彪炳史册，宗其后者，俯仰皆是，倪京丽便是其中之一。

倪京丽中医师是浙江省名中医。她幼承祖训，矢志岐黄之术，已历40余载。此间，她步履不停，穿梭于诊室与病房之间，诊脉识病，辨证论治，朝夕不辍，日积月累，终成名医。

倪京丽中医师秉承浙派中医传统，“博观而约取，厚积而薄发”，形成了自己独特的诊疗风格，即临证以提高疗效为宗旨，将“治未病”理念贯穿于治病疗疾、预防康复的全过程。其学术思想的核心是温阳主导下的阳固阴秘，治小疾如此，治大病苛疾亦是如此。

梅花香自苦寒来，倪京丽中医师40余年的真知灼见来之不易，其中的艰辛可想而知。作为第七批全国老中医药专家学术经验继承工作指导老师，她传道授业，倾心倾力，伺诊弟子，深研其术，故著本书。观之，内、儿、妇科医案，膏方调治经验，药膳应用等内容皆有精彩之处。

本书条理清晰，语言简洁，理验并举，如能细细读诵，慢慢咀嚼，时时回味，相信读者一定会从中获益，对于中医的传承、创新与发展也能起到推动作用。

付梓之际，为之赞。

浙江省名中医研究院院长

癸卯年八月于杭州

前言

丽水市古称处州，历史悠久，文化灿烂，环境优美，钟灵毓秀，被誉为“中国生态第一市”“浙江绿谷”“秀山丽水、养生福地、长寿之乡”。丽水人文传统充满生气，名士辈出，其中不乏名医圣手，自陈无择以降，而至庄虞卿，再至现今医坛的百花齐放，杏林传承，生生不息。

本人幼承祖训，投身医林至今已40余载，立足于临床工作，以疗效为导向，善于运用中医“治未病”理念辨证治疗内科各种常见病、多发病及疑难杂症，兼通中医妇、儿各科，对于各类人群的中医体质辨识、亚健康调理有独到的经验，疗效显著，广受患者好评。本人创建、发展了丽水市中医院治未病科，在院内率先开展了中药冬令膏方等业务，结合当地少数民族畲医药特色，运用药膳食疗等手段进行中医药保健治疗工作。多年来在中医领域躬耕不辍、倾力奉献，推动了丽水市中医院的业务开展，引领了中医治未病等学科的成长，乃至促进了整个丽水市的中医药事业蓬勃发展，至今成就斐然。

本人平素精研中医经典，精进医术，临床辨证望能有自己独特的认识和见解，遣方用药力求秉承典籍之意而能别出机杼，于大局上锻炼医学思辨，于细微处提高临床功力。

作为一名浙派中医的传承者，从临床中一步步摸索前进，积累了一定的临床经验与方法，同时深知中医人成长的不易，而临床经验的分享能在一定程度上推动这种成长，因此不揣冒昧，将临床所想、所悟、所用集腋成裘，编纂成册。本书较为系统地总结了本人的临床学术思想及临证用药经验，条理清晰，重点明确，语言简洁，可读性强，具有一定的学术价值，希望给中医临床工作者带来一些启发。

丽水市中医院

倪京丽

2023 年 12 月 2 日

目 录

第一章

医家传略

多年坚持、对膏方情有独钟的铁杆粉丝，更有一些老患者，即使因工作调职至外地，在尝试当地膏方后，仍觉倪京丽中医师的膏方更适合自己的体质，于是特地辗转回来就诊。对这些患者来说，能服用倪京丽中医师开的膏方是寒冬中最温暖的事，身体调养好了，一年都“见不着人影”，因此他们离开前总会笑着告别说“明年再见”。

作为中华中医药学会膏方分会委员、浙江省中医药学会膏方分会常务委员，倪京丽对亚健康人群开展冬令膏方调治此举创丽水市先河，她开出的膏方在数量和业务量上多年来均位居医院前列。同时，丽水市中医院率先在全省引进红外热成像检查，作为中医特色疗法，在倪京丽中医师的带领下，开展运用红外热成像仪结合中医体质辨识开好膏方的工作，疗效显著，深受群众喜爱。倪京丽荣获省级“浙派中医膏方之星”，丽水市中医院也成为“长三角中医膏方联盟成员单位”。

四、畲医药的研究开发

由于独特的地理和气候环境，丽水市中药材资源丰富，同时作为少数民族——畲族的主要聚居地，积累了大量具有民族特色的畲族医药。倪京丽历年来分管药事工作，作为丽水市中药药事质量控制中心主任，带领团队成员以畲医药的开发应用为研究方向，致力于丽水特色药材的临床应用、药效研究和科普宣传，并开展畲医药相关各级、各类课题研究 20 余项，近 4 年发表论文 30 余篇，举办“秀山丽水本草行——百草团”活动 10 余次，“中医药文化进校园”活动多次，在医院官方媒体平台上科普百草团畲药系列 60 余期，推动了丽水市特色中药和浙西南道地药材的发展。

在浙江省中医药大健康联合体和浙江省中医药学会等部门联合主办的“葛洪丹谷”杯浙江省第二届香囊设计制作大赛中，倪京丽名老中医专家传承工作室和丽水市中医院制剂中心共同设计制作的“山水畲韵”香囊在全国243件作品中脱颖而出，荣获“三等奖”。

五、药膳食疗

药膳食疗作为“治未病”的重要组成部分，是中国传统医学知识与烹调经验相结合的产物，它寓医于食、药借食力、食助药威，在治疗疾病、养生保健、滋补膳食等方面发挥着重要作用。倪京丽注重发挥中医药“药食同源”的优势，将营养食疗药膳与疾病的防治和保健有机结合。2021年9月，倪京丽从医院食堂的20余道常用药膳中精心挑选出本地特色药膳进行整合创新、科学配伍，并亲自带队参加了第三届浙江省十大药膳浙西南赛区的比赛，其中“荷莲养生鸭”成功入选“浙江十大药膳”。随后，丽水市中医院作为全省卫生健康系统唯一的参赛队伍参加第二届中华药膳烹饪大赛，经过层层选拔，“荷莲养生鸭”“杜叶鹌鹑蛋”“好溪鳜鱼煲”3道药膳在全国39支专业餐饮企业代表队中脱颖而出，荣获“第二届中华药膳烹饪大赛银奖”。

六、师承带教

倪京丽作为省级名中医、市首批名中医“师带徒”老师、院中医教研室主任、规培师承指导教学主任，担任执业医师考官、主考官10余年。她积极致力于中医的传承与发展，通过“传帮带”工作，已成功培养出市级“师带徒”学员4名，在培全国老中医药专家学术经验继承工作继承人2名及市级“师带徒”学员2名，历年带教丽水市中医院及各级基层医院医师20余名，每年接受进修医师、“护学中”及学生规培学生数名，还常为低年资医师开展临床经验教学讲座。带教过程中其耐心细致，深受学生爱戴，多次获得省、市级“优秀带教老师”。

2021年6月，市级“浙江省名中医倪京丽传承工作室”正式揭牌，同年12月，省级“浙江省倪京丽名老中医专家传承工作室”成功获批，工作室致力于构建省、市级传承工作平台，传承推广学术思想，带动本地区基层医疗机构中医药临床能力和技术水平的提高。

范仲淹说“不为良相，便为良医”，仁心与仁术、济世与救人是中国儒士的共同情怀。倪京丽不仅是一名在中医临床上有杰出造诣的“良医”，同时致力于成为一名兼济天下的“良相”。自1995年起，她一岗双责近30年，历任丽水市中医院丽东分院院长，丽水市中医院院长助理、副院长，并承担市干部中医保健、体质调理等工作。她一手抓业务，一手抓管理，用仁爱、厚德、传承、创新的精神，诠释了一名医务工作者的天职。

倪京丽连任三届“九三学社”市委委员、两届医卫支社主委，历任丽水市第二、第三届市人大代表及省、市人民监督员，现任丽水市法治监督员、丽水市农家乐养生首届专家。从医以来，她撰写中医药方面的建议和议案20余篇，积极为中医药改革建言献策，以扎根传统医学土壤、弘扬传统医学文化为己任。她致力于中医养生保健宣传工作，多次参与丽水市电视台《养生谈》节目的编制、录制，进行各类中医科普讲座等。其工作表现得到各方肯定，荣获浙江省九三优秀社员、浙江省九三学社优秀基层干部、浙江省人民检察院人民监督员、浙江省优秀人民监督员，丽水九三榜样、丽水市健康专职专家、丽水市直干部保健工作先进个人、“中国公民中医养生保健素养”科普讲师等多项荣誉称号，是丽水市有较高知名度和群众美誉度的名中医。

倪京丽作为一名中医临床工作者兼医院管理者，始终保持大医精诚的初心，以自己的人格魅力影响、感召着身边的人，努力成为医务工作者的楷模，以务实创新的精神为中医药事业发展贡献了自己的一份力量。

（倪京丽、时晔）

第二章

倪京丽学术思想研究

一、倪京丽阴平阳秘的学术思想

倪京丽对《黄帝内经》中的阴阳学说有着极为深刻的认识，尤其对阴阳学说中的阴平阳秘有着独到的见解。

1. 经典渊源

倪京丽年轻时先后师从王以文等多位名医，尽得其真传，素好钻研医经，对于《黄帝内经·素问》有着自己的见解，倪京丽常常谈及《黄帝内经·素问·生气通天论》一篇，认为其中“凡阴阳之要，阳密乃固”“阴平阳秘，精神乃治”“故阳强不能密，阴气乃绝”三句提纲挈领，直接揭示了阴阳学说的真意所在。阳主阴从，生命的活力、神志的清晰、精神的振奋均来自阳气的秘固作用，阴阳学说的关键在于如何使阳气密而固。阳气的密而固是阴平阳秘的基础，因此在临床中遇到神志异常、精神不振等症状时，首先应当思考《黄帝内经·素问·生气通天论》中所提的阳气秘固作用是否出现了问题。同样，在阴阳之间的关系上，倪京丽一直坚持阳主阴从，认为阳气秘固才能有效地达到阴封藏的效果，若是阳气耗散或不能固密，阴气必然流失，阴不能封藏则不能滋养生命，因此，倪京丽认为在滋阴补阴的同时一定要注意阳气的固摄作用。在临床上，单纯滋阴远不如阴平阳秘带来的效果好，倪京丽认为明代名医张景岳在阴阳学说中最主要的思想就是“阴平阳秘”，这点在其著作《景岳全书》中已经提到：“水失火而败者，不补火何以苏垂寂之阴？此又阴阳相济之妙用也。故善补阳者，必于阴中求阳，则阳得阴助而生化无穷。”倪京丽认为张景岳的阴阳思路与《黄帝内经·素问·生气通天论》中的阳秘的思路是一致的，其中提到“阴者，藏精而起亟也，阳者，卫外而为固也”，用简单明了的语言描述了阴阳的本质作用所在，阴主藏，主滋养，阳主卫外固密，阳具有主导作用，既稳定内在之阴，又固卫对抗外来六气的影响。倪京丽认为“阳主阴从”中阳气的主导作用可以从该篇“阳气者，若天与日，失其所，则折寿而不彰。故天运当以日光明”中看出。

2. 学术特点

倪京丽依据对《黄帝内经·素问》的认识，在解决疑难病例时，提出了临床上温阳思路当以阳的秘固为主。以阳气为主导，达到阴藏秘平的效果，从而实现人体阴阳平衡，进而身体自愈力增强，达到治病强身的作用。她认为，临床上但凡遇到疑难病例时，常常在阴阳方面深入探究，她提到这就是中医常说的“以简化繁”，即以极简的思路解决极为复杂的症状疾病。倪京丽提到阴阳中以阳气为主导，则治疗方案中温阳思路就必须以秘阳固阳作为出发点，在疑难病例中常常存在精神神志的变化，因此温阳要以此为治法，也要以此为疗效标准。温阳时要重视药物的组成，不能简单地堆砌辛辣热性药物，而应有目的地用秘固阳气的思路指导药物组成。她提到《伤寒论》中的少阴病主要方剂——四逆汤的使用即是温阳救逆的治疗思路，方中干姜、附子是辛热药物，炙甘草是甘味药物，二者相合达到辛甘发散为阳的效果，同时，附子、干姜与炙甘草之间存在明确的比例关系，炙甘草量须大于附子，确保辛热发散的力量得到抑制，也就是阳气秘固的一种表现，如此一来，四逆汤才能达到回阳救逆的效果。倪京丽常常提到明代大医张景岳，认为他在《景岳全书·新方八阵》中的补阵提到的“左、右归”就是一种极好的阴阳互求、阴平阳秘的典型用法。此外，倪京丽非常推崇现代李可老先生的破格救心汤的诊疗思路，认为这首方剂恰是温阳思路中秘阳固阳方法的重要体现，她常常在实践应用中使用龙骨、牡蛎加五味子与温阳药物配伍使用，以收敛固摄结合温阳药物实现秘固阳气的作用，最终达到阴平阳秘的效果。尤其是遇到的疑难病例中出现焦虑、抑郁等精神神志异常时，倪京丽常加温阳药物以达到温阳安神、阴平阳秘、精神乃治的效果。

二、倪京丽西为中参、固本调元治疗肝病的学术思想

针对临床常见的肝系疾病，如慢性乙型病毒性肝炎（简称“慢性乙肝”）、脂肪肝、淤胆型肝炎等，倪京丽在治疗上虽以中医为先，强调固本调元，从而达到保护肝脏功能的目的，但同时也注重西医的诊治方法，西为中参，以西医病因病理学的诊断作为中医处方用药之参考。

倪京丽认为慢性乙肝可归属祖国医学“黄疸”“胁痛”“积聚”等范畴，系因湿热疫毒侵蚀、湿热蕴蒸而致肝胆疏泄失司、脾胃阻遏而运化失常，久则肝、脾、肾受损，阴阳失调导致毒瘀经结、正虚邪盛而成。病机较为复杂，属本虚标实，总以肝、脾、肾三脏虚损为主。现代医疗研究成果与中医学相结合的方法具有特色和优势。近年来的临床实践已经充分显示了中西医结合治疗慢性乙肝的优越性。

在西医方面，慢性乙肝的发病机制较为复杂，主要与病毒在干细胞内的持续复制和免疫调节失常有关，因病毒不能及时

清除，不断感染健康肝细胞，并激活免疫损伤机制，使肝细胞受损范围不断扩大，病情进行性加重。目前，慢性乙肝主要通过抗病毒、免疫调节、改善肝功能和抗纤维化等进行综合治疗。

倪京丽认为肝气郁结、肝失疏泄、脾失运化是本病发病的关键。治疗上主张以益气扶正、疏肝理气、活血化瘀、清热解毒祛湿为根本治法。在临证中自拟疏肝降酶饮（柴胡 10 g，生白芍 12 g，生白术 12 g，六月雪 30 g，生黄芪 30 g，五味子 10 g，垂盆草 30 g，败酱草 20 g，白毛藤 20 g，丹参 20 g，茯苓 15 g，泽兰 12 g，淮山药 20 g，白花蛇舌草 30 g，陈皮 10 g）为基础方。方中柴胡为疏肝解郁之要药；生黄芪、生白术、茯苓、陈皮健脾益气除湿；生白芍、丹参、泽兰辅助柴胡疏肝利胆、活血通络，促进肝的血液循环；加入白花蛇舌草、六月雪、败酱草、垂盆草、白毛藤清热解毒，抑制病毒复制；加淮山药、五味子补肾健脾。并随证加减，湿热重者加用蒲公英清热化湿兼顾活血散结；小便不利或水肿者加用益母草利尿消肿，并加强活血祛瘀之功效；疲乏明显或齿龈出血者加用仙鹤草以收敛止血、解毒补虚；病程较长，损及肝、肾或肝纤维化者加用鳖甲滋阴潜阳、软坚散结，并可改善机体的免疫功能。诸药合用，滋不过补，扶正不过盛，祛湿不过燥，清热不过凉，疏泄不过猛，活血不过破，总体以补益肝肾为主、活血解毒为辅，共奏扶正祛邪之功，达到调整阴阳、气血平衡的目的。既有利于肝功能的恢复，又可避免本病进一步发展，对提高患者的健康水平和生活质量有重要意义。

现代医学研究和临床证实，柴胡具有抗乙肝病毒、促进机体免疫功能和保肝作用；黄芪补中益气，有调节免疫作用，可促进补体形成，降低慢性乙肝患者体内升高的 IgG 水平，同时可明显提升 CH50 和 C3 水平，并能促进巨噬细胞和 T 淋巴细胞发挥功能，诱发机体产生干扰素，抑制病毒复制，促进再生肝的 DNA 合成；丹参活血化瘀，降酶护肝，可促进肝细胞再生、抗肝纤维化和抑制 HBV-DNA。诸药合用能起到抗病毒、调节机体免疫功能、促进肝细胞再生、恢复肝功能、防止和阻断肝纤维化进展的作用，从而把患者机体调节到一个动态平衡的状态，增强人体的自身免疫功能，清除病毒。

脂肪肝是指由各种原因引起的肝细胞内脂肪堆积过多的病变，当蓄积的脂肪（主要是甘油三酯）含量超过肝湿重的 5%，或在组织学上有 50% 以上的肝细胞脂肪化，即称为脂肪肝。根据病因，脂肪肝可分为酒精性脂肪肝及非酒精性脂肪肝两大类。酒精性脂肪肝是由于长期大量饮酒导致肝组织学改变，非酒精性脂肪肝则被认为是代谢综合征在肝脏的一种病理表现，两者在临床上常不能截然区分。西医以改善生活、饮食习惯配合药物治疗，治标而不治本，而倪京丽治疗脂肪肝有其独特的整体观念、辨证论治思想，对脂肪肝的治疗可独辟蹊径。她认为在祖国医学中无与脂肪肝相对应的病名，散见于中医“湿阻”“痰证”“胁痛”“积聚”等病证中。脂肪肝属本虚标实之证，本虚为肝郁脾虚，标实为湿结痰凝、气滞血瘀。临床以胁胀满痛、倦怠肢困、脘痞恶心等为常见症状。治疗以健脾疏肝、化痰祛湿、活血化瘀等为基本治法。倪京丽临证多选用逍遥散、三仁汤、二陈汤等为基本方剂，常用柴胡、生白芍、生白术、制何首乌疏肝健脾、益气养肝，泽泻、荷叶、决明子、绞股蓝化痰利湿，丹参、郁金、生山楂、陈皮行气活血消导。诸药合用使肝脾调和、气血通畅、痰湿化解、瘀浊消除，标本同治。现代药理研究证明，制何首乌、泽泻、丹参、生山楂、荷叶、决明子、绞股蓝等药具有降血脂、减轻肝内脂质沉积的作用，这与中医理论殊途同归。

倪京丽对于胆汁淤积导致的肝炎也有独特的辨证施治思路。淤胆型肝炎具有病程长、里热盛、血瘀重的特征。倪京丽认为此病属于中医“黄疸”的范畴，多与湿热内阻、肝胆失于疏泄有关。在临床辨证论治中，可以多用垂盆草清利湿热；当归、赤芍、鳖甲活血养血、软坚散结；香茶菜、栀子清热解毒、散瘀消肿；佐以薏苡仁、郁金疏肝健脾化湿；制大黄通利湿浊之邪，使邪有所去。这样的辨证施治思路既有取茵陈蒿汤之意，又异于一般单纯清利湿热之剂。倪京丽认为，在本病的治疗中，应紧紧抓住湿、热、瘀是组方选药的关键。此外，淤胆型肝炎多与自身免疫有关，病程长，治疗上应坚持长程或间隙疗法。在疾病发作期，以中药利湿退黄、疏肝清热等治标之法配合西药快速改善患者之黄疸情况；在疾病稳定期，则以中药养血柔肝、补益肝肾等治本之法以改善患者预后，尽最大可能延缓疾病进展。全程治疗中须密切关注机体正邪相争的状态，及时调整组方与用量，而不拘泥一方一药的治疗，方可取得满意疗效。

三、倪京丽补肾健脾治疗小儿生长发育障碍的学术思想

小儿脏腑娇嫩，形气未充，发病容易，传变迅速，且小儿饮食不知自节，寒温不能自调，若失于调护，则易变生他病，

致病情反复，缠绵难愈。

儿童的生长发育及虚弱体质的调节需要一个较长的过程，而患儿多难以配合长期服用汤剂。倪京丽认为此病适合以补法为主，在整体观念、天人合一的理论基础上，针对小儿禀赋不足、脏腑娇嫩、稚阳未充、稚阴未长等诸多薄弱环节，结合小儿不同的体质辨证论治，选用调整小儿脏腑、阴阳、气血平衡的一类中药制品进行治疗。秦伯未有云："膏方非单纯补剂，乃包含救偏却病之义。"小儿膏方不仅补虚扶正，还可治病纠偏。

《黄帝内经·素问·四气调神论》云："冬三月，此为闭藏""此冬气之应，养藏之道也"。倪京丽认为，特发性矮小症及偏矮儿童在日常使用中药汤剂治疗的同时，利用冬令时节的气候特点，运用小儿膏方调治，利于营养物质的吸收，可更好地为来年生长发育奠定基础，且膏方味甜，儿童易于接受，便于长期服用。特别是体弱多病、脾胃薄弱、面色少华、形体瘦削的患儿或反复易感、哮喘患儿，经过中药汤剂治疗后，待病情稳定、胃纳调和，建议以冬令膏方改善体质、巩固治疗、加强疗效，或在服用膏方前用"开路方"祛除痰湿食积、了解服药反应，便于膏方充分吸收。若条件允许，建议患儿可采用序贯治疗，连续服用膏方 3 年以上效果更佳。

小儿肺脏娇嫩，脾常有余，肾常虚，易虚易实，易寒易热，寒热虚实转化较成人更为突出，同时脏气清灵、随拨随应，因此小儿膏方治疗以平为期，注重顾护脾胃，根据患儿年龄、体质、病情的不同，注意扶正与祛邪的比例，治中寓补，补中有治，以和为要。用药量少质轻，益于中焦转运之机，避免滋腻碍胃。注重运脾和胃，消补兼施，常配伍三余神曲、炒谷芽、炒麦芽、陈皮等。对于年长患儿，还可酌加养血活血之品，疏通气血，利于生长。切忌妄投温肾滋补之品，滥用保健品，以防天癸早至，生长受限。

四、倪京丽益肾宁神治疗围绝经期失眠的学术思想

1. 病因病机

围绝经期，又名更年期，是指女性卵巢功能开始衰退到绝经后 1 年内的时期，多发于 40 ~ 60 岁，易出现躯体及精神方面的多种症状（占 75.2%），尤以失眠多见，症见入睡困难、夜间易醒、醒后难再入睡，或晨间早醒，严重影响生活质量。

本病属于祖国医学“绝经前后诸证”“不寐”“脏躁”等范畴。《黄帝内经·素问·上古天真论》曰：“女子……七七任脉虚，太冲脉衰少，天癸竭，地道不通，故形坏而无子也。”中医认为，女子“七七”之年，处于“年四十而阴气自半”的特殊阶段，肾阴阳失调，天癸渐竭，冲任亏虚，为肝肾不足之体，而女性因经、孕、产、乳，数伤于血，易处于“阴常不足，阳常有余”的状态，故此期多属肾阴虚。肾阴不足，心火失济，热扰心神；乙癸同源，水不涵木，肝阳偏亢，表现为心肾不交、肝肾阴虚、神魂不宁的一系列临床症状，如心烦失眠、怔忡惊悸、焦躁易怒、潮热汗出、眩晕耳鸣、腰背酸痛等。本病其源在肾，涉及心、肝、脾。

2. 学术特点

倪京丽认为围绝经期失眠的病机关键在于肝肾阴虚，心肾不交。又因“胃不和则卧不安”，治疗时当注意顾护胃气，同

时《医方考》有云："情志过极，非药可愈，须以情胜"，治疗时须重视身心同治，结合中医情志疗法进行心理疏导，劝慰患者积极运动，多与他人交流，抒发情感，及时调节抑郁、焦虑情绪。

本病以肾阴虚、心肾不交为多见，故治以滋肾养肝、宁心安神之法，采用自拟益肾宁神汤，基本药物有薏苡仁、淮小麦、百合、墨旱莲、泽泻、川牛膝、槐花、茯神、生地黄、山茱萸、山药、生白芍、生白术、菟丝子、女贞子、续断、桑叶、穞豆衣、糯稻根、仙鹤草、煅龙骨、首乌藤、陈皮等。方中生地黄入肾经而滋阴降火，养阴津而泄伏热；山茱萸补益肝肾，兼能止汗固脱；山药健脾补虚、涩精固肾，补后天以充先天；泽泻清利湿热，兼泻肾浊；川牛膝补益肝肾、引药下行；生白芍养阴柔肝；桑叶清肝明目；穞豆衣、糯稻根滋阴止汗；仙鹤草补虚强壮，兼有收敛；煅龙骨镇惊安神，敛汗固精；淮小麦缓肝养心；百合、茯神清心安神；首乌藤养血安神；薏苡仁健脾补中；陈皮理气助运。随证加减：胸中痞闷嘈杂者加黄连、肉桂粉；怔忡惊悸，噩梦纷纭者加紫石英、煅龙骨、煅牡蛎；虚火内扰者，加黄柏、知母；肢体疼痛者，加夜交藤、鸡血藤；月经不调者，加泽兰、月季花。

五、倪京丽辨病、辨证、辨体相结合的"治未病"学术思想

1. 运用中医"治未病"理念，辨病、辨证、辨体相结合的诊疗模式

倪京丽秉持《黄帝内经·素问》中"不治已病，治未病"

的理念，在疾病诊疗上分阶段进行管理：未病先防、既病防变、病后防复。根据不同阶段的证候特点，在中医辨证论治的基础上结合王琦教授“体质九分法”学说，运用红外热成像检查等现代技术，衷中参西，明确疾病诊断、证候及患者的体质特点，实施个体化、精细化的综合论治。

2. 以三因制宜和五运六气指导亚健康体质人群的膏方调护

倪京丽根据宋代本地名医陈无择《三因极一病证方论》中提出的三因学说结合五运六气指导亚健康体质人群的中医调治，根据节气、患者体质等的不同，开展冬令膏方、夏季清膏等膏方调治。丽水市中医院引进红外热成像检查技术，在倪京丽的带领下，开展运用红外热成像仪结合中医体质辨识开具膏方，疗效显著，深受群众喜爱。

3. 内外合治、综合诊疗，探索医养结合新模式

由于独特的地理和气候环境，丽水市中药材资源丰富，并具有民族特色的畲族医药。倪京丽注重发挥中医药“药食同源、医养结合”的优势，将食疗药膳、中医药膳、香佩疗法与疾病的防治和保健有机结合，并根据畲族医药特色科学配伍、整合创新，在浙江省内外多项大赛斩获佳绩。此外，倪京丽致力于在临床诊治中推广应用，根据患者不同疾病及体质特点辨证施膳，开展膳食指导及药膳选择。

（倪京丽、张尊敬、陈海涛、时晔、罗晓风）

第三章

内科医案

一、肝系疾病

1. 胁痛案：肝胆湿热证

曹某，男，56岁。

初诊：2015年9月10日。

主诉：右胁胀闷伴乏力1周。

现病史：患者1周前在无明显诱因下开始出现右胁胀闷感，伴乏力，纳差，口苦口黏，偶有恶心，无呕吐，无黄疸，无发热等，遂来就诊。刻下：右胁胀闷，乏力，无身目黄染，夜寐、二便尚可，舌红、苔稍黄腻，脉弦滑。有慢性乙肝病史，未使用抗病毒药物治疗。近期有食用油炸食物史。

辅助检查：外院肝功能检查示谷丙转氨酶升高，胆红素水平略高；B超示慢性肝病图像。

【师按】肝为刚脏，其性主动，易受困于湿邪，且湿邪客于肝，易从而化热；刚则易折，肝之气机阻滞，致胁肋胀闷不适；肝木壅滞致脾土不运，是以乏力，纳差，口苦口黏多见，舌红、苔稍黄腻，脉弦滑。治拟三仁和中汤加减。

处方：明党参12 g，苍术12 g，茯苓15 g，杏仁10 g，蔻仁5 g，薏苡仁30 g，佩兰12 g，垂盆草15 g，白花蛇舌草20 g，厚朴花12 g，玄参12 g，芦根30 g，陈皮6 g，炒莱菔子30 g，佛手12 g，沉香曲6 g，南沙参15 g，六月雪30 g，夜交藤30 g。

煎服法：7剂，水煎服，每日1剂，分2次温服。

二诊：患者诉胁胀、口苦好转，尿色偏黄，上方加黄柏10 g，续服10剂，诸症缓解，后复查肝功能正常。

【按语】患者平素患有慢性乙肝，加之食用油炸食物，湿热蕴结于肝胆，肝络失和，胆不疏泄，故胁部胀闷，口苦；湿热中阻，升降失常，故纳差，恶心；湿热不甚，故无黄疸，目赤等；舌红、苔稍黄腻，脉弦滑是肝胆湿热之征。病尚轻浅，纯属实证，治以清热利湿、疏肝理气，以三仁和中汤清热利湿，合疏肝退黄等药共奏祛邪之功，半个月而愈。

2. 胁痛案：阴虚瘀毒证

刘某，男，49 岁。

初诊：2021 年 2 月 23 日。

主诉：肝区隐痛 2 年余。

现病史：患者存在慢性乙肝病史 20 余年，2 年前开始出现反复肝区隐痛，呈阵发性，伴倦怠乏力，接受中药等治疗后可好转，但症状反复，今来我科就诊。刻下：稍感肝区隐痛、不剧，伴乏力，口干口苦，偶有牙龈出血，易烦躁，无明显黄疸，无腹痛，无黑便，胃纳欠佳，二便调，夜寐易醒、多梦，面色略晦暗，舌红、苔薄白干，脉细弱。

【师按】乙肝邪毒客体，体健则相安，迁延日久，于过劳或感染他邪时反复发病，暗耗肝阴，肝体阴而用阳，时值初春，肝木初展，然津液不足，是故肝体难畅，而致诸症。虚火升腾故烦躁，虚火动血则齿龈出血，舌红、苔薄白干，脉细弱。

处方：明党参 15 g，生白术 30 g，仙鹤草 30 g，薏苡仁 30 g，黄连 6 g，吴茱萸 3 g，竹茹 15 g，醋鳖甲 15 g，白毛藤 15 g，白茅根 30 g，醋香附 10 g，五味子 5 g，水牛角 30 g，川牛膝 10 g，菊花 15 g，玄参 30 g，知母 12 g，炒麦芽 15 g，佛手 10 g，三余神曲 1 块。

煎服法：7 剂，水煎服，每日 1 剂，分 2 次温服。

随诊治疗 1 月余，肝区隐痛基本缓解，定期复查肝功能、HBV-DNA 等指标稳定。

【按语】患者为中年男性，素有肝疾，反复发作耗伤以致肝肾不足，水不涵木，肝阴不足，络脉失养，不荣则痛，而成胁痛。正如《金匮翼·胁痛统论》所说："肝虚者，肝阴虚也，阴虚则脉绌急，肝之脉贯膈布胁肋，阴虚血燥，则经脉失养而痛。"阴不足不能濡养，则血热血燥，而见口干口苦，易烦躁；心阴不足，心神失养，则夜寐易醒、多梦；血热则易妄行，久之血瘀易可出现，故见牙龈出血等。结合舌脉象，四诊合参，诊为胁痛，属阴虚瘀毒证。治以养阴柔肝化湿，同时以清气凉血，肝阴充养则肝气条达，气顺则血热可除，血妄可宁，诸症可愈。

3. 胁痛案：肝气郁结证

何某，男，31 岁。

初诊：2015 年 11 月 17 日。

主诉：右胁胀痛伴失眠 3 天。

现病史：患者慢性乙肝病史 10 余年，3 天前因与人争吵后开始出现右胁胀痛，并彻夜难眠，平素善叹气，多抑郁，胃纳欠佳，二便调，舌红、苔薄白，脉弦细。

辅助检查：肝功能提示肝酶轻度异常。

【师按】肝主疏泄而调情志，素有肝疾，本易郁结，复因与人龃龉，郁结甚而遽致右胁胀痛，肝郁思绪纷纭则彻夜难眠，肝气犯胃则纳谷不香，舌红、苔薄白，脉弦细。治拟清肝和中方加减。

处方：柴胡 6 g，郁金 10 g，醋香附 12 g，六月雪 20 g，垂盆草 15 g，薏苡仁 30 g，蒲公英 20 g，甘松 3 g，炒扁豆 20 g，白茅根 30 g，山药 30 g，丹参 10 g，厚朴花 12 g，生槐花 15 g，五味子 10 g，陈皮 6 g，青皮 6 g，黄芪 20 g，三余神曲 2 块，白花蛇舌草 15 g。

煎服法：7 剂，水煎服，每日 1 剂，分 2 次温服。

二诊：2015 年 11 月 24 日，右胁胀痛好转，夜寐略有改善，并咽部不适，予原方去青皮，加紫花地丁 15 g，续服 7 剂。再随诊治疗 1 个月，诸症基本缓解，肝功能恢复正常。

【按语】肝气郁结为肝病患者常见的病机，疾病多处早期阶段，在此基础上已发生血瘀痰凝等各种变证。肝气失于疏泄，条达不畅，则见右胁胀痛，结合患者平素善叹气，多抑郁，舌红、苔薄白，脉弦细，四诊合参，诊为胁痛，属肝气郁结证。治以疏肝理气，并清热开郁，方以清肝和中方为基础方，并以薏苡仁、炒扁豆、山药等健脾化湿，同时患者肝酶异常，另予垂盆草、六月雪等清热解毒降酶，其中甘松一味，因其性温，轻剂应用，理气开郁之余而醒脾开胃，收佐使之功。

4. 痰浊案：肝郁脾虚湿热证

雷某，女，45 岁。

初诊：2022 年 3 月 3 日。

现病史：患者有脂肪肝病史，反复肝功能异常，此次外院体检发现谷丙转氨酶 124 U/L，予水飞蓟宾胶囊口服护肝。治疗 10 余天复查肝功能示谷丙转氨酶 145 U/L，γ- 谷氨酰转肽酶 162 U/L，尿酸、血脂轻度异常，感乏力，肢体困重，上腹胀，伴口苦纳呆，善叹息，颜面稍浮肿，病来胃纳欠佳，大便干结，舌淡胖、苔薄黄稍腻，脉滑偏弱。

【师按】人之生机旺盛有赖于水谷滋养，故运化水谷之脾胃乃后天之本，且脾胃为气机升降之枢纽，脾升胃降则运化正常，而肝的疏泄之功对于维持脾胃气机顺畅也是必不可少的，是以脾虚纳呆者除健脾开胃，疏理肝气也至关重要。

处方：明党参 20 g，土茯苓 15 g，蒲公英 30 g，炒扁豆 30 g，杏仁 10 g，佛手 9 g，芦根 30 g，薏苡仁 30 g，泽泻 15 g，白术 30 g，莱菔子 30 g，黄连 6 g，吴茱萸 3 g，绞股蓝 20 g，炒决明子 30 g，夜交藤 30 g，桑叶 30 g，川牛膝 15 g，知母 12 g，百合 20 g。

煎服法：10 剂，水煎服，每日 1 剂，分 2 次温服。

二诊：上方服 5 剂后，患者诉乏力、腹胀等症状好转，上方加减再服半个月，诸症基本缓解，复查肝功能正常。

【按语】患者为中年女性，平素饮食不节，四体不勤，而致脾胃内伤，脾失健运，痰浊内阻，加之思虑过甚，肝气郁结，久之而成痰浊之证，脾虚故乏力，痰浊阻滞气机则肢困、腹胀、纳呆，水气不利则颜面稍浮肿，舌淡胖、苔薄黄稍腻，脉滑偏弱为肝郁脾虚湿热之象。治疗上以健脾化湿为主，辅以疏肝理气，使脾胃升降复常，则脾胃健而纳谷香，乏力、腹胀好转，并以绞股蓝、炒决明子等加强泄浊降脂之功效，使肝功能、血脂指标较快恢复。

5. 黄疸之阴黄案：脾虚湿滞证

应某，男，80 岁。

初诊：2019 年 9 月 17 日。

主诉：右胁肋痛 2 年余，身黄 2 个月。

现病史：患者2年前无明显诱因出现右胁肋痛，以持续性隐痛为主，外院查肝功能提示转氨酶、胆红素均升高，腹部CT示胆总管结石伴肝内外胆管明显扩张，建议手术治疗，患者拒绝。2个月前患者右胁肋痛加重，并出现目黄、身黄，其色晦暗，皮肤干瘪，小便黄，伴乏力，恶心，反酸，无呕吐，无发热、恶寒，无腹胀、腹泻等，于外院住院治疗，好转后出院，但仍有胁痛、身目尿黄，病来神志清，精神软，胃纳欠佳，大便干结，体重无明显增减。舌质淡红、苔白腻，脉弦细。

【师按】患者之黄疸肇始于肝胆结石，发病日久加之年迈，故以脾虚湿滞之阴黄为表现。治疗上以化湿为第一要务，湿非温不去，故以温阳健脾为主，并以疏肝理气、淡渗利湿，同时保持二便通畅对于黄疸患者尤为重要。

处方：明党参20 g，茯苓15 g，蒲公英30 g，炒白扁豆30 g，苦杏仁10 g，陈皮6 g，芦根30 g，薏苡仁30 g，生白术15 g，生白芍12 g，延胡索10g，郁金10 g，佛手6 g，仙鹤草20 g，黄连3 g，大黄8 g，炒枳壳12 g，姜厚朴15 g，豆蔻6 g，三余神曲3块，制吴茱萸3 g，炒火麻仁15 g，炒莱菔子30 g。

上方加减服1个月，黄疸减退，生化指标稳定。

【按语】患者为老年男性，素体脾胃阳虚，则既乏化营、化血之源，亦缺化卫、化气之本，运化水液、输布津液失常，湿气内生，久之寒化，阻滞中焦，日久炼液成石，胆汁被阻，不循常道而外溢肌肤，则见身目黄染，肝胆枢机不利则右胁肋痛，黄疸、其色晦暗，皮肤干瘪；舌质淡红，苔白腻、脉弦细，四诊合参当属黄疸之阴黄，属脾虚湿滞之证。其中胆结石既是水湿运化的病理产物，又是水湿引致黄疸的病因，治疗上把握利湿之本，健脾疏肝、化瘀利胆并用而收效。

6. 鼓胀案：湿热瘀毒证

柳某，男，75 岁。

初诊：2021 年 8 月 17 日。

主诉：身、目、尿黄伴腹胀满 3 个月。

现病史：患者长期饮酒超过 30 年，日饮酒量折合乙醇量≥40 g，于 3 个月前开始逐渐出现身、目、尿黄，伴腹胀满，无明显腹痛，无黑便。外院就诊查 CT 提示肝硬化、腹腔积液，予护肝利尿等对症治疗后有所好转，现仍感腹胀，有时伴乏力、口苦口黏，胃纳欠佳，大便难解，小便短赤，夜寐一般。

【师按】该患者存在酒精性肝硬化，与《金匮要略》之酒疸相类。酒易生湿热，多饮必致湿阻热结而损伤脾土，运化失司，则清浊相混，隧道壅塞而成鼓胀之证，身、目、尿黄，腹胀满，口苦口黏，大便难，小便短均为湿热之象。治疗上清热不可太过，过则易败脾阳。

处方：明党参 20 g，土茯苓 15 g，豆蔻 5 g，蒲公英 20 g，麻黄 5 g，炒扁豆 30 g，陈皮 6 g，芦根 30 g，薏苡仁 30 g，泽泻 15 g，生白术 30 g，黄连 6 g，吴茱萸 3 g，制半夏 9 g，竹茹 12 g，防己 12 g，益母草 20 g，炒麦芽 15 g，炒莱菔子 30 g，三余神曲 2 块。

煎服法：7 剂，水煎服，每日 1 剂，分 2 次温服。

随诊治疗半年余，黄疸基本消退，腹胀满等症状好转明显。2022 年 6 月 28 日复查血小板 49×10^9/L，血清总胆红素 24.0 μmol/L，白蛋白 32.0 g/L。

【按语】患者为老年男性，长期大量饮酒，酒食不节，久则脾胃受伤，运化失职，酒湿浊气蕴结中焦，土壅木郁，肝气郁结，气滞血阻，气滞、血瘀、水湿三者相互影响，导致水停腹中，气滞水停则腹胀满；肝失疏泄，胆液不循常道，随血泛溢，浸淫肌肤则发为黄疸；结合舌脉象，四诊合参，当诊为鼓胀，属湿热瘀毒证。治以清热化湿，泄浊退黄，同时行气活血，气行则水行，腹胀可除，气行则血畅，肝胆气机通利，黄疸可退，诸症好转。

7. 积聚案：气（阳）虚瘀毒证

曹某，男，24 岁。

初诊：2022 年 2 月 24 日。

主诉：腹胀满 3 年余，再发 1 个月。

现病史：患者 3 年前因腹胀满在当地医院就诊，诊为肝硬化，病毒性肝炎、自身免疫性肝病血清学指标均为阴性，予中药等治疗后好转。此次 1 个月前腹胀满再发，2022 年 2 月 21 日于外院查 B 超提示肝硬化、脾大、门静脉内径偏宽，现感上腹胀闷不适，伴倦怠乏力，口苦，面色少华，无明显黄疸，无黑便，胃纳欠佳，二便调，夜寐一般，舌淡紫、苔白、边有瘀斑，脉弦细。

【师按】气机阻滞为聚，血瘀内结为积，积聚的发生主要关系到肝、脾两脏，正气亏虚是积聚发病及演变的内在因素，该患者以气机阻滞之聚为主。治疗上益气健脾以除胀满，取塞因塞用之意。

处方：明党参 20 g，生白术 30 g，茯苓 20 g，甘松 3 g，炒扁豆 30g，陈皮 6 g，芦根 30 g，薏苡仁 30 g，泽泻 15 g，蒲公英 20 g，炒麦芽 15 g，炒莱菔子 20 g，黄连 3 g，吴茱萸 3 g，沉香曲 5 g，仙灵脾 12 g，仙鹤草 20 g，佛手 10 g，生槐花 15 g，百合 20 g。

煎服法：水煎服，每日 1 剂，分 2 次温服。

随诊治疗 3 个月，腹胀满等症状基本缓解。

【按语】患者为年轻男性，或因情志抑郁，肝气不舒，脾气郁结，导致肝脾气机阻滞；或因饮食不节，损伤脾胃，使脾失健运，以致湿浊内停，凝结成痰，病久则由气及血，气血亏虚，血行不畅，经隧不利，脉络瘀阻。气机阻滞则腹胀满，脾失健运则纳差，气血亏虚则倦怠乏力、面色少华，结合舌脉象，四诊合参，当诊为积聚，属气（阳）虚瘀毒证。治以健脾化湿泄浊，同时益气温阳养血，气血旺盛则肝脾功能强健，气血调畅，诸症可愈。

8. 肝癌案：肝胆瘀滞证

何某，男，83 岁。

初诊：2017 年 3 月 21 日。

现病史：诊断肝癌 3 月余，有慢性乙型病毒性肝炎病史，肝癌手术治疗后，现时感乏力，右胁隐痛，伴脘腹胀闷，胃纳欠佳，为求中医治疗来就诊。病来精神疲软，小便黄，大便溏结不调，夜寐欠佳，舌红、苔薄黄、舌下脉络青紫，脉弦细。

【师按】肝为藏血之脏，血瘀是肝癌发生发展的重要病理环节，有因毒致瘀，有因虚致瘀，不通则痛，则胁痛而乏力。治疗上首重活血化瘀以除肝积，并益气养肝以扶正、解毒疏肝以祛邪。

处方：黄芪 15 g，五味子 5 g，白毛藤 10 g，白花蛇舌草 15 g，柴胡 6 g，香附 12 g，丹参 15 g，败酱草 15 g，佛手 8 g，六月雪 15 g，垂盆草 20 g，半枝莲 15 g，茵陈 12 g，白茅根 20 g，薏苡仁 30 g，陈皮 6 g，虎杖 10 g，炒麦芽 12 g，芦根 30 g，生白芍 12 g，生白术 12 g，白扁豆 30 g，仙鹤草 15 g。

煎服法：7 剂，水煎服，每日 1 剂，分 2 次温服。

随诊治疗 1 月余，患者乏力、胁痛、腹胀等好转，胃纳渐增，血生化指标较为稳定。

【按语】患者为老年乙肝患者，正气本虚，气虚不运，水湿成痰，乙肝邪毒客肝，败肝气而损肝络，久则痰、湿、毒、瘀互结于肝，而成肝积之证。右胁隐痛，气虚则乏力，脾虚不运则脘腹胀闷而纳呆；舌红、苔薄黄、舌下脉络青紫、脉弦细为气虚血瘀之象。治疗上以逍遥散之意益气疏肝、活血化瘀，白毛藤、白花蛇舌草、半枝莲等清热解毒，并健脾开胃以复胃纳。

9. 鼓胀案：肝肾阴虚血瘀证

曾某，女，55 岁。

初诊：2016 年 11 月 12 日。

现病史：诊断胆汁性肝硬化 10 年，反复乏力、腹满，形体日渐消瘦，近半个月乏力明显，右胁隐痛伴口燥咽干，心烦失眠，纳谷不香，小便短少，大便干结，舌红绛少津，脉弦细。

【师按】女子以肝为先天，肝之阴血于女性而言尤为重要，阴血充盛则生机旺盛，然女性之经、带、胎、产易于耗伤肝阴，加之肝疾日久，肝阴耗伤益盛，阴血有形之质不足，则形体消瘦而诸症杂至。

处方：生地黄 10 g，山萸肉 10 g，牡丹皮 8 g，泽泻 15 g，川牛膝 12 g，山药 30 g，生白芍 12 g，制何首乌 20 g，陈皮 6 g，薏苡仁 30 g，生白术 12 g，墨旱莲 20 g，女贞子 12 g，黄芪 20 g，五味子 5 g，白毛藤 10 g，白花蛇舌草 15 g，银柴胡 8 g，香附 12 g，六月雪 15 g，垂盆草 20 g，佩兰 12 g，白扁豆 20 g。

煎服法：10 剂，水煎服，每日 1 剂，分 2 次温服。

随诊治疗 2 月余，腹满基本缓解，乏力、口燥咽干等亦明显减轻。

【按语】患者为中年女性，患胆汁性肝硬化多年，情志抑郁而肝气不舒，胆腑不利，又劳累逾常而肝阴耗伤，乙癸同源，久则肝肾阴虚，阴液不足不能濡肝则右胁隐痛，阴虚内热则口燥咽干，心烦失眠；小便短少，大便干结，舌红绛少津，脉弦细均为肝肾阴虚之象。治疗上以滋肾益肝方为养阴基础方，并以二至丸（墨旱莲、女贞子）加强养阴功效，同时投以益气解毒之属，多法同治以除诸症。

10. 齿衄案：脾虚血瘀证

留某，男，68 岁。

初诊：2016 年 10 月 25 日。

现病史：乙肝致慢性肝衰竭病史 5 年余。近半个月牙龈出血，于进食或刷牙时较频，伴乏力、气短懒言，时有头晕，心悸，善叹息，面色萎黄，胃纳欠佳，大便干，小便赤，舌淡、苔薄黄，脉弦细。

【师按】肝藏血、脾统血，出血之证多责之肝脾，肝衰竭患者肝络损伤，肝不藏血，气虚血亏，脾不统血，久之血瘀于内，血液不循常道，则外溢而成出血诸症，齿为肾之余，然齿生于口中，并属于脾胃，齿衄实证以胃火者多见，虚证脾虚者亦不少见。

处方：黄芪 20 g，五味子 5 g，白毛藤 10 g，白花蛇舌草 15 g，柴胡 6 g，郁金 10 g，香附 12 g，丹参 15 g，败酱草 15 g，六月雪 15 g，垂盆草 15 g，白茅根 30 g，薏苡仁 30 g，陈皮 6 g，芦根 30 g，生白芍 12 g，生白术 12 g，白扁豆 30 g，红景天 12 g，土茯苓 20 g，淡竹叶 12 g，侧柏叶 12 g。

二诊：上方服 7 剂后，患者诉牙龈出血减少、乏力等症好转，上方加减再服半个月，诸症基本缓解。

【按语】患者为老年男性，平素劳倦过度，而致脾胃内伤，气血不足，气不摄血则出血，久则气虚血瘀，新血不生则气血益虚而加重病情，气血亏虚则乏力、气短、头晕、心悸，舌淡、苔薄黄，脉弦细为脾虚血瘀之象，同时肝体阴而用阳，肝阴不足则肝气旺而肝火亢。治疗上除益气健脾、养血活血外，配合清热疏肝之法，以白茅根、侧柏叶等凉血止血，则止衄之功更为完备，而诸症得以速愈。

二、心系疾病

1. 心悸案：痰瘀互结证

吴某，男，74 岁。

初诊：2022 年 7 月 30 日。

主诉：发作性胸闷、心慌半年，加重伴右上肢麻木 1 周。

现病史：患者 1 年前因劳累、饮酒出现胸闷、心慌，持续时间长短不等，无胸痛及恶心、呕吐等伴随症状。间断口服中药汤剂治疗，具体药物不详，症状减轻，1 周前患者上述症状出现加重。刻下：心慌，胸闷，右上肢麻木，口淡不渴、微苦，眠差，纳食欠佳，小便正常，大便稍溏。查体：心率 91 次 / 分，血压 157/93 mmHg，心界不大，心音低钝，各瓣膜区未闻及病理性杂音，双下肢不肿。舌体稍胖、舌质暗红、苔腻稍黄，脉弦细稍滑。

既往史：高血压病史 7 年，最高血压为 180/100 mmHg；高脂血症病史 5 年。

辅助检查：心电图示窦性心律，频发房性期前收缩；超声心动图示二尖瓣轻度反流，左室舒张功能减退。

西医诊断：①心律失常，频发房性期前收缩；②冠状动脉粥样硬化性心脏病（？）；③高血压病 3 级，极高危；④高脂血症。

中医诊断：心悸——痰瘀互结证。

治法：活血化痰。

处方：瓜蒌薤白白酒汤合丹参饮加减。

瓜蒌皮 15 g，薤白 10 g，檀香 3 g，降香 10 g，丹参 15 g，郁金 12 g，蒲公英 30 g，甘松 5 g，银杏叶 15 g，香薷 12 g，枳壳 10 g，砂仁 5 g，豆蔻 6 g，沉香曲 5 g，红景天 12 g，槲寄生 20 g，淡竹叶 15 g。

煎服法：7 剂，每日 1 剂，水煎服，分 2 次温服。

【按语】心悸一病多责之于心脉不畅、心神失养，以致心中急剧跳动，惊慌不安，不能自主。病位主要在心，但其发病与脾、肾、肺、肝四脏功能失调密切相关。病性有虚实两端，虚为气血阴阳亏虚，导致心神失养；实为痰火扰心、水饮凌心及瘀血阻脉，致使气血运行不畅而发病。临床发病往往虚实夹杂，属本虚标实之证。《丹溪心法·惊悸怔忡》中指出本病当责之“虚”与“痰”。老年患者临床发病多由虚起病，久虚致实，病因多为虚劳久病、情志不遂。虚实夹杂，虚多见于气阴两虚、心神失养；实则为痰瘀互结、心脉闭阻。

从本案观之，老年男性患者症见胸闷，心慌，右上肢麻木，口淡不渴、微苦，眠差，纳食欠佳，小便正常，大便稍溏，结合舌脉，当辨为心悸，证属痰瘀互结。故当以活血化瘀，豁痰开结为大法。瓜蒌薤白白酒汤一方为《金匮要略》中治疗胸痹患者之名方，丹参饮为理气宽胸、活血通脉之剂。

二诊：患者服药后胸闷、心慌的发作次数明显减少，右上肢麻木同前，纳可，口微苦，二便正常，舌红、苔薄黄，脉细弦。考虑患者有痰瘀日久生热之象，拟于原方基础上增葛根30 g，竹茹15 g，黄连3 g，7剂，水煎服。

2. 胸痹案：心肾阳虚、水不化气证

孙某，女，86岁。

初诊：2022年5月14日。

主诉：反复胸闷2月余，双下肢水肿1个月。

现病史：孙某2个月前开始出现慢走、爬楼、提重物时胸闷气短明显，停下休息1分钟左右可缓解，伴少许咳嗽，痰白量少，乏力倦怠，未接受系统诊治，症状反复发作。1个月前患者开始出现双下肢水肿，呈凹陷性。现上述症状仍反复发作，为求中西医结合治疗而就诊。刻下：精神疲软，胃纳尚可，睡眠欠佳，间断口服艾司唑仑片助眠，大便频多，体重未见明显增减。查体：血压143/74 mmHg，桶状胸，肋间隙增宽，双肺呼吸音粗，可闻及少许湿性啰音，心率83次/分，未闻及明显杂音，双下肢中度凹陷性水肿。舌质淡、边有齿痕、苔薄白，脉沉迟。

既往史：既往有高血压病史6年，规律口服降压药物；30年前因外伤继发癫痫，口服丙戊酸钠片控制；肢体不自主震颤30年，经诊治后不考虑帕金森病，未接受系统治疗。

辅助检查：2022年5月11日于外院查血常规、肝肾功能、电解质、血脂、血糖未见明显异常；2022年5月14日于本院住院查血气分析示二氧化碳分压51.8 mmHg，动脉血氧分压68.6 mmHg；脑利尿钠肽226 pg/mL；超声心动图示主动脉瓣退变伴轻度反流，肺动脉瓣、三尖瓣轻度反流，左室舒张功能减退；24小时动态心电图示平均心率74次/分，最慢心率56次/分，最快心率108次/分，室性期前收缩6个，房性期前收缩378个，其中364个单发性期前收缩，4次成对房性期前收缩和1阵房性心动过速；肺常规通气+弥散+舒张功能示舒张前为中重度阻塞为主的混合型通气功能障碍，支气管舒张试验阳性。

西医诊断：①胸闷：心衰（？），肺源性心脏病（？）；②慢性阻塞性肺疾病；③高血压。

中医诊断：胸痹——心肾阳虚、水不化气证。

治法：温阳化气，通阳宣痹。

处方：瓜蒌薤白汤合丹参饮加减。

瓜蒌皮 15 g，薤白 10 g，檀香 3 g，降香 10 g，丹参 12 g，郁金 12 g，蒲公英 30 g，甘松 5 g，明党参 15 g，防己 12 g，天麻 15 g，川牛膝 15 g，银杏叶 15 g，香薷 12 g，枳壳 12 g，砂仁 3 g，豆蔻 5 g，沉香曲 5 g，红景天 12 g，槲寄生 30 g。

煎服法：7 剂，每日 1 剂，水煎服，分 2 次温服。

二诊：双下肢水肿明显消退，咳嗽减轻，夜寐不安，舌淡红、苔薄白，脉沉细。在原方基础上加酸枣仁 15 g，柏子仁 12 g，继服 7 剂。

【按语】心衰多属本虚标实，是由心肾阳虚而导致的水液代谢不利，水气内停，上凌心肺之证。心阳不足，津液不化，痰浊内生，阻滞心络，故表现为胸闷频作；心肺同居上焦，肺主气，通调血脉，心血不行，肺气不得宣肃，故见胸闷气短、乏力；久病及肾，出现肾阳虚衰，气化不利，水津失布，而见下肢浮肿。故本病责之于心、肺、肾三脏虚损，致痰水停聚而成。故临证应以温补心肾、行气利水、涤痰通阳为治疗大法。

依据张仲景《金匮要略》“胸痹不得卧，心痛彻背者，瓜蒌薤白半夏汤主之”的治疗法则，采用瓜蒌、薤白通阳宣痹，逐痰散饮；檀香、降香、丹参行气活血化瘀；枳壳、郁金疏肝理气；防己健脾利水；川牛膝补血活血；沉香曲、豆蔻、香薷理气健脾化湿。

3. 胸痹案：脾虚湿盛、气滞痰阻证

王某，女，68 岁。

初诊：2022 年 5 月 27 日。

主诉：胸闷气短伴双下肢水肿 1 年，头晕 2 天。

现病史：1 年前患者无明显诱因出现胸闷气短伴双下肢水肿，于外院就诊，行冠脉 CTA 提示左前降支近段局限性混合斑块伴管腔轻微狭窄，明确诊断为冠状动脉粥样硬化性心脏病（简称冠心病）。予阿司匹林肠溶片 100 mg 口服抗血小板聚集，瑞舒伐他汀钙片 10 mg 口服调脂稳斑等进行对症治疗。2 天前无明显诱因出现头晕，视物旋转，恶心呕吐，呕吐胃内容物 1 次，双下肢水肿（右侧为主）无畏寒发热，无腹痛、腹泻，无胸痛心悸，无肢体麻木。现为求中西医结合治疗而就诊。刻下：头晕，胸闷，下肢轻度水肿，纳呆食少，夜眠不安，大便干结难解，小便可。查体：心率 67 次 / 分，血压 150/90 mmHg；双肺呼吸音粗、对称，未闻及干、湿性啰音；心律齐，心音中等，各瓣膜区未闻及杂音。舌暗红、苔白腻，脉弦滑。

既往史：有高血压病史，长期口服比索洛尔片控制血压；有黄疸型肝炎、腔隙性脑梗死病史。

中医诊断：胸痹——脾虚湿盛、气滞痰阻证。

西医诊断：冠状动脉粥样硬化性心脏病；高血压 3 级（极高危）。

治法：健脾涤痰、宽胸理气。

处方：瓜蒌皮 15 g，薤白 15 g，姜半夏 9 g，竹茹 15 g，明党参 20 g，苦杏仁 10 g，薏苡仁 20 g，茯苓 15g，红景天 15 g，淡竹叶 15 g，炒蒺藜 9 g，豆蔻 5 g，黄连 6 g，吴茱萸 3 g，首乌藤 20 g，菊花 10 g，柏子仁 20 g，百合 20 g，五灵脂 10 g，生槐米 20 g。

煎服法：7 剂，每日 1 剂，水煎服，分 2 次温服。

二诊：患者胸闷、头晕减轻，胃纳、夜眠好转，大便畅，日 1 次，无恶心呕吐，双下肢水肿明显消退。原方继服 7 剂。

【按语】胸痹为临床多发常见病，若不及时调治，病势传变，可发为急症、重症，冠状动脉粥样硬化性心脏病在中医辨证方面可分为多种证型，需辨证施治。中医认为心主血而脾生血，心主行血而脾主统血，脾胃运化复常，则痰湿自化，瘀血可消，脉道通畅，胸阳展而痹窒除，健脾涤痰法突出了中医整体理念，治病求本，调理后天之本以治疗心病。

从本案观之，女性患者症见胸闷、头晕、纳呆食少、夜眠不安、下肢浮肿，再结合舌脉，则证属脾虚湿盛、气滞痰阻。本案其本在脾胃虚弱，痰浊壅塞，治病必求于本，故当遵健脾涤痰之法，健脾化痰。方以瓜蒌皮、薤白理气宽胸，化痰除痹；姜半夏、茯苓燥湿化痰，理气健脾；薏苡仁、豆蔻理气健脾化湿；明党参、炒蒺藜平肝润肺；黄连、菊花、竹茹、生槐米清热除烦，竹茹、吴茱萸降气化痰；首乌藤、百合养心安神；柏子仁、苦杏仁润肠通便；五灵脂、红景天活血化瘀止痛。

4. 胸痹案：阳虚痰瘀证

陈某，女，88 岁。

初诊：2022 年 10 月 29 日。

主诉：反复胸闷痛 3 年，再发 1 个月。

现病史：3 年前因出现胸闷痛，伴心悸，咳嗽咳痰，在医院住院治疗，行冠状动脉造影（具体报告未提供），诊断为冠心病，置入支架 2 枚、心脏起搏器植入术后。术后规律口服阿司匹林肠溶片、硫酸氢氯吡格雷、阿托伐他汀等药，此后胸闷痛症状不明显。2022 年 5 月 5 日胸部 CT 示两肺部分支气管腔稍狭窄，两肺多发微小结节灶，两肺下叶少许慢性炎症，心脏术后改变，主动脉粥样硬化。2022 年 9 月 29 日胸部 CT 示两肺多发实性小结节，两肺轻度间质性改变，心脏起搏器植入术后改变。2022 年 10 月 7 日脑利尿钠肽 746.40 ng/L。刻下：胸闷，气短，乏力倦怠，腰酸腿软，胃纳欠佳，睡眠尚可，便干，舌质淡暗、苔薄白，脉沉细。查体：神志清，精神可，眼结膜苍白，心界扩大，两肺呼吸音粗，未闻及干、湿啰音，腹平软，无压痛及反跳痛，双下肢无水肿。

既往史：既往有高血压（血压最高为 180/100 mmHg，规律服用硝苯地平控释片控制血压）、支气管炎、贫血、胃恶性肿瘤病史。

西医诊断：①冠心病，支架植入术后；②高血压病 3 级（极高危）；③支气管炎；④胃恶性肿瘤个人史。

中医诊断：胸痹心痛——阳虚痰瘀证。

治法：温阳益气，祛瘀化痰。

处方：瓜蒌皮 15 g，薤白 10 g，明党参 15 g，茯苓 15 g，白扁豆 30 g，苦杏仁 9 g，蒲公英 20 g，甘松 3 g，陈皮 6 g，芦根 30 g，薏苡仁 20 g，泽泻 15 g，白术 20 g，莱菔子 20 g，吴茱萸 3 g，黄连 3 g，沉香曲 5 g，姜半夏 6 g，竹茹 12 g，干姜 3 g，食凉茶 10 g，紫苏叶 6 g，仙鹤草 12 g。

煎服法：7 剂，每日 1 剂，水煎服，分 2 次温服。

二诊：胸闷痛一症减轻，时有心烦、易生气之症状，考虑为久病情绪抑郁，故加香附、郁金以疏肝行气解郁。

【按语】胸痹心痛的病机关键在于外感或内伤引起心脉闭阻，其病性有虚、实两方面，常为本虚标实，虚实夹杂，医圣张仲景在《金匮要略》中论述胸痹一病时，开篇便提出了胸痹的病机："夫脉当取太过不及，阳微阴弦，即胸痹而痛。"虚者多见气虚、阳虚、阴虚、血虚，尤以气虚、阳虚多见；实者不外气滞、寒凝、痰浊、血瘀，并可交互为患，其中又以血瘀、痰浊多见。但虚实两方面均以心脉闭阻不畅，不通则痛为病机的关键。发作期以标实表现为主，血瘀、痰浊为突出，缓解期主要有心、脾、肾气血阴阳之亏虚，其中又以心气虚、心阳虚最为常见。其病位在心，但与肝、脾、肾三脏功能的失调有密切关系。

从本案观之，女性患者症见胸闷、气短、乏力，再结合舌脉，当辨为胸痹心痛，证属阳虚痰瘀，故当温阳益气、祛瘀化痰。

5. 胸痹案：气虚血瘀证

杨某，女，57 岁。

初诊：2022 年 10 月 14 日。

主诉：心悸半个月。

现病史：平素无胸闷、心悸等不适。半个月前出现劳累后心悸、汗出、乏力，持续 10 分钟左右，休息后可以缓解，精神、胃纳一般，夜眠可，二便调。查体：脉搏 61 次 / 分，血压 115/68 mmHg，心率 61 次 / 分，心律齐，未闻及病理性杂音，双下肢无水肿，足背动脉可触及。舌质暗红、苔薄白腻，脉细涩。

既往史：有冠心病、心脏支架术后病史7年，后期长期规律服用阿司匹林、氢氯吡格雷片、阿托伐他汀钙片抗血小板聚集，稳斑调脂治疗；糖尿病病史3年，不规律口服二甲双胍片降糖。

辅助检查：心电图示窦性心动过缓；胸部CT平扫示左侧冠脉局部钙化；心脏彩超示室间隔偏厚，左室舒张功能减退；尿糖（++++）；血常规、肾功能未见异常。

西医诊断：①冠状动脉粥样硬化性心脏病；②冠状动脉支架植入后状态；③2型糖尿病。

中医诊断：胸痹——气虚血瘀证。

治法：益气温阳利水，化痰通络。

处方：白术30 g，炒苍术15 g，明党参20 g，土茯苓20 g，炒扁豆30 g，苦杏仁10 g，豆蔻5 g，竹茹15 g，紫花地丁12 g，芦根30 g，薏苡仁30 g，虎杖15 g，厚朴花15 g，益母草20 g，吴茱萸3 g，黄连10 g，络石藤10 g，姜半夏9 g，绞股蓝15 g，川牛膝15 g。

煎服法：7剂，每日1剂，水煎服，分2次温服。

二诊：心悸、乏力、汗出症状减轻，时有口干之症状，考虑消渴病阴虚有热，去姜半夏、竹茹，加葛根、天花粉生津止渴。

【按语】冠心病属于中医“胸痹”“心痛”等范畴，病机属本虚标实，以心之阳气或兼心阴亏虚为本，瘀血、痰浊、水饮停聚为标，故应治以益气温阳利水、化痰通络。与临床结合细论之，虚则多见于气阴两虚，心神失养；实则为痰湿内结，蒙蔽心窍。

从本案观之，患者心脏支架植入术后，存在心悸伴乏力、汗出之症，再结合舌脉，当辨为胸痹，证属气虚血瘀。方中明党参、白术、绞股蓝益气健脾，薏苡仁、炒苍术、土茯苓、炒扁豆健脾祛湿，竹茹、姜半夏、苦杏仁化痰祛湿，豆蔻、厚朴花化湿行气，芦根、虎杖、黄连、紫花地丁清热解毒，吴茱萸散寒止痛，益母草、川牛膝活血祛瘀，络石藤祛风通络。

6. 心悸案：气阳亏虚、瘀阻心脉证

留某，男，76岁。

初诊：2022年11月10日。

主诉：间歇发作心悸2年，加重1天。

现病史：2年前无明显诱因出现心悸，持续数分钟，休息后自行缓解，伴乏力，无晕厥、无黑蒙、无胸痛等症状，曾就诊于某医院，具体诊断不详，间断口服中成药未见明显改善，症状时有发作。1天前无明显诱因感心悸加重，伴胸闷，无晕厥、无黑蒙、无胸痛、无发热。遂今来我院就诊，查动态心电图示窦性心动过缓（心率52次/分）；心脏彩超示二尖瓣、三尖瓣轻度反流，左室舒张功能减退。刻下：心悸，胸闷，神疲乏力，口干，纳差，夜眠欠佳，小便可，大便偏硬，舌暗红，舌边有齿痕、瘀斑，苔薄白，脉缓。查体：血压110/70 mmHg，心率54次/分，律齐，双下肢水肿（–）。

既往史：否认冠心病、高血压、糖尿病、高脂血症病史，否认药物、食物过敏史。

西医诊断：心律失常，窦性心动过缓。

中医诊断：心悸——气阳亏虚、瘀阻心脉证。

治法：益气温阳，活血化瘀。

处方：瓜蒌皮 15 g，檀香 3 g，蒲公英 30 g，银杏叶 15 g，麸炒枳壳 10 g，沉香曲 5 g，石菖蒲 10 g，浙贝母 12 g，柏子仁 15 g，芦根 20 g，薤白 10 g，丹参 15 g，甘松 5 g，香薷 12 g，豆蔻 6 g，红景天 12 g，川芎 9 g，益母草 20 g，菊花 12 g，南沙参 15 g。

煎服法：7 剂，每日 1 剂，水煎服，分 2 次温服。

二诊：2022 年 11 月 17 日，患者述服药后心悸发作次数减少，胸闷、乏力症状减轻，偶觉心烦，口干，纳可，失眠多梦，二便调。舌体暗红，舌尖微红，舌边齿痕、瘀斑较前减少，苔薄白，脉缓。考虑患者血瘀闭阻心脉日久，郁热显现，可见口干、纳差、心烦，拟于原方基础上增养阴、清心除烦之品，原方加黄精 10 g，淡竹叶 15 g，水煎服 7 剂，每日 1 剂，分 2 次服。

【按语】窦性心动过缓，古代中医文献中无此病名，根据其临床症状与脉象，可将其归属于祖国医学“心悸”“怔忡”“胸痹”“脉迟”等范畴。《黄帝内经·素问·脉要精微论》有：“代则气衰。”《黄帝内经·素问·痹论》云：“心痹者，脉不通，烦则心下鼓。”心悸的病名首见于汉代张仲景的《伤寒杂病论》，称之为“心动悸”“心下悸”“惊悸”等，并提出了病因、治法等。

现代诸多中医专家认为窦性心动过缓多为本虚标实，多由于年老体虚或久劳耗伤阳气，阳气衰微，鼓动无力，气机不畅，血运不利，津液不布而形成瘀血、痰饮阻滞经脉。其病机关键为气阳亏虚，病位在心，病常及肾。故本病在治疗上应益气温阳，活血化瘀。

本案患者气虚血瘀较重，但本为心肾阳虚，故治当以益气温阳、活血化瘀并重。本方瓜蒌皮、薤白理气宽胸、通阳散结；檀香、甘松行气温中止痛，川芎、丹参、益母草、银杏叶等活血化瘀；方中芦根养阴生津，使全方益气温阳活血而不伤阴。

本案患者二诊心悸、胸闷、乏力症状减轻，仍口干，并添心烦、多梦，考虑是血瘀日久，加之补气温阳之品，致郁热显现，遂致口干、心烦，故原方加黄精以润燥，淡竹叶以清热除烦。

7. 心悸案：气阴两虚、瘀热互结证

詹某，男，66岁。

初诊：2023年3月23日。

主诉：阵发性心悸10年。

现病史：患者10年前无明显诱因出现心悸，呈阵发性，多于劳累时出现，就诊于当地医院，查心电图提示心房颤动，长期口服利伐沙班、比索洛尔、厄贝沙坦、瑞舒伐他汀，定期于心血管科复查随访。近日再次出现心悸伴胸闷，气短不适，胸闷时出现咳嗽，干咳无痰，咳嗽后胸闷减轻，遂来就诊。胃纳不佳，寐可，二便调，舌质暗红、苔薄白，脉沉细结。查体：血压178/99 mmHg，心率91次/分，心律不齐。心电图示心房纤颤。

既往史：高血压病史10余年，糖尿病病史2年，否认药物、食物过敏史。

西医诊断：冠心病；心律失常，房颤。

中医诊断：心悸——气阴两虚、瘀热互结证。

治法：益气养阴，活血清热。

处方：明党参 20 g，炒白扁豆 30 g，陈皮 6 g，豆蔻 5 g，薏苡仁 30 g，炒莱菔子 20 g，黄连 6 g，蒲公英 20 g，姜半夏 9 g，干石斛 30 g，芦根 30 g，麻黄 3 g，苦杏仁 9 g，制吴茱萸 3 g，泽泻 15 g，生白术 30 g，六神曲 12 g，土茯苓 15 g，竹茹 15 g，知母 15 g。

煎服法：水煎服，7 剂，每日 1 剂，分 2 次服。

二诊：2023 年 3 月 30 日，服用上述方药后活动时仍有心悸，但较前明显减轻，无胸闷，纳眠可，二便正常，血压 148/80 mmHg，舌质暗红、苔薄白，脉沉细。继用原方，水煎服，7 剂。

【按语】心悸是指气血阴阳亏虚，或痰饮瘀血阻滞，心失所养，心脉不畅，引起以心中急剧跳动、惊悼不安、不能自主为主要表现的一种病证。因惊恐、劳累而发，时作时止，发作时常伴有气短、胸闷，甚至眩晕、喘促、晕厥。

从本案观之，据舌脉，患者属“心悸”范畴，属气阴两虚、瘀热互结证。心悸，劳累则加重，气短，为气阴两虚、无力推动血脉，心失所养所致，常常累及肺、肾、脾，肺气不足，气机不宣，升降失职，故胸闷时出现咳嗽，咳嗽后胸闷减轻。

治以益气滋阴，理气宁心。方中生白术、明党参益气健脾润肺；薏苡仁、豆蔻理气健脾化湿；黄连、知母清热除烦；竹茹、制吴茱萸降气化痰；干石斛、芦根养阴生津。

8. 眩晕案：肝阳上亢证

富某，男，59 岁。

初诊：2023 年 4 月 20 日。

主诉：高血压 20 余年。

现病史：患者于 20 年前无明显诱因出现头痛、头胀，始未注意，渐加重，伴有下肢及眼睑水肿，来我院就诊。血压 192/106 mmHg，经完善各项临床检查后，诊断为高血压病 3 级，经治疗后症状缓解。1 年后，患者自行间断服用降压药物，1 周前无明显诱因头痛、头胀加重，下肢轻度水肿，伴有耳鸣，在当地医院就诊，给予降压治疗，1 周来上述症状无改善，遂来就诊。刻下：血压 188/102 mmHg，伴头痛、头胀、耳鸣目眩，少寐多梦，纳可，二便调和，舌红、苔黄，脉弦数。

既往史：4 年前被诊断为急性心肌梗死，行冠状动脉支架植入术；否认糖尿病病史；否认肝炎、结核等传染病病史；无药物过敏史。

西医诊断：高血压病 3 级；冠状动脉支架植入术后。

中医诊断：眩晕——肝阳上亢证。

治法：平肝潜阳。

处方：天麻钩藤饮加减。

钩藤 15 g，天麻 12 g，瓜蒌皮 15 g，炒蒺藜 10 g，珍珠母 20 g，茯苓 15 g，夜交藤 20 g，茯神 20 g，枳壳 10 g，葛根 30 g，丹参 15 g，香附 12 g，香薷 10 g，郁金 10 g，川牛膝 15 g，川芎 10 g，生槐花 15 g，仙鹤草 50 g，干石斛 20 g，红景天 12 g。

煎服法：水煎服，7剂，每日1剂，每日2次。

二诊：患者述服药后头痛、头胀症状减轻，夜寐改善，耳鸣目眩时有发生，二便正常，舌淡红、苔薄黄，脉弦。血压150/95 mmHg，考虑患者为肾精、肾气不足之象，原方去炒蒺藜、香薷，加熟地黄15 g、枸杞子15 g。水煎服，7剂，每日1剂，分2次服。

【按语】眩晕是因清窍失养，临床上以头晕、眼花为主症的一类病证。眩晕首见于《黄帝内经》，《黄帝内经·素问·至真要大论》认为“诸风掉眩，皆属于肝”，指出眩晕与肝脏关系密切。本证指水不涵木，肝阳偏亢，风阳升动所表现的本虚标实证候。肝阳亢逆无制，气血上冲，则见头痛且胀、面红目赤、耳鸣。舌质红、苔黄，脉弦数，均为阴虚阳亢之象。

从本案观之，天麻钩藤饮用于因肝经火热引起肝阳偏亢，进而肝风上扰的证候，重点在于火热上升、肝阳偏盛。故方中用天麻、钩藤平肝息风，夜交藤、茯神安神定志。

二诊时患者自述服药后头痛、头胀症状减轻，夜寐安，但耳鸣目眩时有发生，此为肾精、肾气不足之象，加入熟地黄、枸杞子滋补肾精。

9. 胸痹心痛案：气阴两虚证

梅某，女，41岁。

初诊：2023年4月20日。

主诉：胸闷、心痛1年余，加重1个月。

现病史：患者于1年余前无明显诱因出现胸闷、心痛，无其他明显不适，起初未重视、未治疗，1 个月前工作劳累后上述症状发作频率明显增加，于外院就诊，完善检查后确诊“冠心病”，予抗血小板聚集、降血脂等对症治疗，症状稍好转。刻下：劳累后偶有胸闷、心痛发作，伴乏力倦怠，时有干咳，纳眠欠佳，二便无殊，舌淡红、苔薄白，脉细。

既往史：否认糖尿病病史；否认肝炎、结核等传染病病史；无药物过敏史。

西医诊断：冠心病、心绞痛。

中医诊断：胸痹心痛——气阴两虚证。

治法：补气养阴安神。

处方：玄参 20 g，苦杏仁 10 g，瓜蒌皮 15 g，槐花 20 g，百合 30 g，银柴胡 6 g，食凉茶 10 g，川芎 10 g，枳壳 20 g，陈皮 6 g，首乌藤 20 g，茯神 20 g，莲子 12 g，钩藤 15 g，菊花 10 g，南沙参 15 g，香薷 10 g，浙贝母 12 g，红景天 12 g，佛手 9 g。

煎服法：水煎服，7 剂，每日 1 剂，每日 2 次。

二诊：患者述服药后心绞痛发作次数较前稍减，发作时以胸闷为主，夜寐改善，偶有夜间出汗，二便正常，舌淡红、苔薄白，脉细。患者夜间偶有出汗，原方去川芎、陈皮，加地骨皮 10 g、五味子 5 g。水煎服，7 剂，每日 1 剂，分 2 次服。

【按语】冠心病属于中医“胸痹心痛”范畴，本病病程长者，临床多虚实夹杂。本证属气阴两虚，患者劳累后偶有胸闷心痛发作，伴乏力倦怠，时有干咳，纳眠欠佳，舌淡红、苔薄白，脉细，均为气阴两虚之象。

从本案观之，辨证为气阴两虚，不能濡养心阴心神，心气不足则不能推动血液运行，重点在于气阴不足、心神失养，故方中用南沙参、红景天补气，玄参、茯神、首乌藤滋阴安神。

二诊时患者述服药后心绞痛发作次数较前稍少，发作时以胸闷为主，夜寐改善，偶有夜间出汗，此为阴虚有热之相，加地骨皮、五味子退热敛汗。

10. 不寐案：心肾不交证

陈某，女，72 岁。

初诊：2023 年 5 月 3 日。

主诉：睡眠障碍 4 月余。

现病史：患者 4 月余前感染新型冠状病毒后出现睡眠障碍，表现为入睡困难，易醒，醒后难以入睡，常彻夜难眠，伴乏力，头晕，纳差，不欲饮食，曾于外院住院，予对症支持治疗后好转出院。现口服舒必利片（0.5 片，每天 3 次）、舍曲林片（1 片，每晚 1 次）、劳拉西泮片（1 片，每晚 1 次）治疗，自诉夜眠 4 ～ 5 小时。刻下：患者体形匀称，面色无光泽，焦虑貌，时有头晕、全身乏力，喜卧，不欲活动，纳差，不欲饮食，潮热汗出，二便无殊，舌质淡红、舌尖红，脉左右寸关略细数。

既往史：有高血压病史，长期口服硝苯地平控释片 30 mg，每天 1 次降压；糖尿病病史，长期口服二甲双胍片 0.5 g，每天两次，格列美脲片 1 片，每天两次降糖；乳腺癌手术史（右乳切除术，具体不详）。

辅助检查：（2023 年 4 月外院）子宫附件彩超：老年性子宫萎缩。乳腺 + 甲状腺 + 弹性成像：甲状腺双叶多发囊性结节，C-TIRADS 2 类，右乳乳腺癌术后。心电图正常。全腹部 CT 增强：双肾多发囊肿，回盲部憩室；附见：右乳癌术后，双肺慢性炎症，右肺下叶结节。头颅 MRI+DWI：两侧额叶白质散在缺血灶，老年性脑改变。胃肠镜：慢性萎缩性胃炎伴胃窦糜烂；结肠腺瘤内镜下黏膜切除术；幽门螺杆菌 DPM=4586。

西医诊断：睡眠障碍。

中医诊断：不寐——心肾不交证。

治法：滋阴清热安神，健脾和胃。

处方：明党参 15 g，麸炒苍术 12 g，苦杏仁 10 g，豆蔻 6 g（后下），茯神 15 g，槐花 12 g，淮小麦 20 g，百合 30 g，黄连 6 g，制吴茱萸 3 g，仙鹤草 20 g，法半夏 6 g，首乌藤 20 g，竹茹 12 g，淡竹叶 12 g，干石斛 20 g，桑叶 30 g，知母 10 g，麦芽 15 g，葛根 30 g。

煎服法：5 剂，水煎分服，每日 1 剂。

二诊：患者自诉服用上述方药后精神较前好转，乏力减轻，夜眠 5 ~ 6 小时。

【按语】不寐在《黄帝内经》中被称为“不得卧”“目不瞑”，认为是邪气客于脏腑，卫气行于阳，不能入阴所致。直至东汉时期，张仲景丰富了《黄帝内经》对不寐的临床证候和治法的论述，补充了阴虚火旺及虚劳病虚热烦躁的不寐证，首创黄连阿胶汤及酸枣仁汤，一直沿用至今。宋代许叔微在《普济本事方》中论述了肝经血虚、魂不守舍，影响心神不安而发生不寐的病机，在服药上提出“日午夜卧服”的观点。延至明代，张介宾在《景岳全书·不寐》中将不寐病机概括为有邪、无邪两种类型，并归纳总结了不寐的病因病机及辨证论治的方法。

李中梓在《医宗必读》指出不寐的病因有气虚、阴虚、水停、胃不和、痰滞5种，并根据病因的不同采用不同的治法。本案不寐的病机主要为虚火扰心，患者感受疫毒之邪，疫毒损耗人体全身的气血阴阳，而致阴阳失调，阳不入阴，发为不寐，兼有情绪不佳，忧思过度则阴血暗耗，虚火上扰，加之患者食欲不振，生化之源不足，营血亏虚，不能上奉于心，而致心神不安。现代医学称不寐为睡眠障碍，此案病例中医以清热养阴、宁心安神为法，并辅以疏肝健脾和胃，使得气血生化充沛，养血安神。方拟宁心安神方合三仁和中汤加减，方中苦杏仁宣利上焦肺气，豆蔻芳香化湿、行气宽中，淡竹叶清热除烦、生津利尿。《黄帝内经·素问·经脉别论》云："饮入于胃，游溢精气，上输于脾，脾气散精，上归于肺，通调水道，下输膀胱，水精四布，五经并行。"中焦脾胃在精液、水液代谢过程中起主导作用，脾升胃降调和，则水液代谢正常，若清阳不升、浊阴不降，邪气客于脏腑，卫气行于阳不能入于阴则致不寐。倪京丽注重调节中焦气机升降，使阴阳各得其所，清阳升、浊阴降，神即安和，乃得卧。

方中法半夏配黄连，调理中枢气机，法半夏辛温开结，黄连苦寒泻火，通过运布中焦枢纽，得之脾升其清，胃降其浊。葛根升举阳气，《本草正义》记载葛根"能升发脾胃清阳之气"，同时又可祛湿，善于用在脾虚中阻者清阳不升之疾患。另外，倪京丽在处方遣药时注重温补脾阳，方中选用明党参、麸炒苍术温补脾阳，如黄元御所说："木火之生长，全赖脾土之升。"同时脾为气血生化之源，通过健脾补气之明党参、麸炒苍术等可达到气血双补之功。黄连苦降和胃，制吴茱萸散胃气郁结而除痰湿，二味合用，共奏疏肝和胃之功；槐花清肝泻火，麦芽行气健脾、疏肝理气，共用可缓解患者焦虑之症。另外，仙鹤草补虚，竹茹清热化痰，干石斛养阴生津，茯神宁心安神，淮小麦、百合养心安神。首乌藤味甘微苦、性平，归心、肝经，本品气味俱薄，其性平和，能养心气、益心血、安心神，泻心火，育肝阴，以养心安神。《本草正义》曰："今以治夜少安寐，盖取其能引阳入阴耳。"桑叶功用疏风清热，可清上焦之虚热，知母可清热凉血，同时有养心阴之效。全方合用可清虚火、安心神，兼疏肝健脾和胃。

三、胃系疾病

1. 胃痞案：脾胃气虚证

方某，女，65岁。

初诊：2021年10月19日。

现病史：近半年脘腹痞闷，食后加剧，纳呆呕恶，口干口苦，伴神疲乏力，腰膝酸软，夜眠不安，入睡困难，多梦，大便干结难解。形体消瘦，面色暗黄无光泽，眼周泛青，眼窝凹陷，颧骨多黄斑，皮肤干燥，口唇紫暗。舌红，苔黄偏干、剥落，舌面裂纹深，舌边有齿痕，舌下脉络屈曲，脉沉细。

【师按】处州之府，水复山环，轻烟细雨，易聚水湿，又素食甘淡，湿得甘而滞。脾为太阴湿土，喜燥恶湿，久而伤脾，太阴既伤，中气不运，浊阴不降，《黄帝内经·素问》云："浊气在上，则生䐜胀。"故脘腹痞闷，舌红，苔黄偏干、剥落，脉沉细。治法以益气健脾、利水渗湿为主，方拟三仁和中汤加减。

处方：明党参 15 g，蒲公英 20 g，苦杏仁 10 g，芦根 30 g，泽泻 15 g，炒莱菔子 20 g，焦六神曲 6 g，天花粉 20 g，肉桂 3 g，竹茹 12 g，茯苓 15 g，炒白扁豆 30 g，陈皮 6 g，薏苡仁 30 g，生白术 15 g，生白芍 12 g，干石斛 30 g，食凉茶 10 g，姜半夏 9 g，生鸡内金 15 g。

煎服法：7 剂，水煎服，每日 1 剂，分 2 次温服。

【按语】“一方水土养一方人”，地形气候造就丽水人脾虚湿盛的体质，或实，或虚，或飧泄，或䐜胀，皆可常见。该患者兼见口干口苦、神疲乏力、大便干结、夜眠不安，是劳力过度、年高阳衰，脾阳受损，痰湿之邪日久化火伤阴，胃阴不足所致。李东垣在《脾胃论》中提到“百病皆由脾胃衰而生”，强调脾胃为后天之本的重要性，当先治脾胃，以参补之，以术燥之，以苓、泽渗之。在此基础之上，佐以肉桂温脾肾之阳，引火归元；干石斛、天花粉、芦根滋胃阴，胃精充足，水精四布，热相可清；“六腑以通为用”“胃以宜降则和”，故加炒莱菔子、焦六神曲、生鸡内金消食和胃除胀。

2. 便血案：肝肾亏虚证

张某，女，67 岁。

初诊：2022 年 11 月 17 日。

现病史：便血 2 日余、色暗红、量少，伴倦怠食少，腰膝酸软，大便干结，3 ~ 4 日一行，舌淡红、苔薄白，脉沉细。

【师按】地道乃中宫之出路也，居下部，系肾之所司。年老而肾阴亏虚，阴虚火旺，迫血妄行，灼伤肠络，故见肠红；

经曰："肾开窍于二阴。"肾精不足，肠液干枯，肠道失润，瘅热焦渴，故坚干不得出，3 ~ 4 日一行，舌淡红、苔薄白，脉沉细。宜滋肾益肝方拟加减，启肾阴以达大肠最妙。

处方：生地黄 12 g，温山药 15 g，牡丹皮 6 g，泽泻 12 g，川牛膝 15 g，槲寄生 20 g，墨旱莲 20 g，女贞子 12 g，制黄精 10 g，陈皮 6 g，薏苡仁 30 g，生白术 12 g，仙鹤草 30 g，赤芍 12 g，大血藤 12 g，柏子仁 15 g，炒火麻仁 12 g，干益母草 20 g，制何首乌 20 g，盐补骨脂 10 g。

煎服法：7 剂，水煎服，每日 1 剂，分 2 次温服。

【按语】问曰：血证而止血兼活血，何如？师曰：见血止血而成瘀。其年老下血，色暗量少，宜六味丸补虚生血治本，仙鹤草收敛止血治标，佐以干益母草、大血藤活血祛瘀；《血证论》云："知血之所以不宁者，多是有火扰之。"故予二至丸益阴除热；脾化水谷为精微，化水饮为津液，以灌养四傍，且主统血，久病虚弱，予陈皮理气、生白术益气、薏苡仁利水渗湿以健脾，脾旺则能摄血而不下，肠道亦得濡润。药下后血止，大便每日一行，间因故停药，未便血但大便秘结难解，服药后便通。

3. 呕吐案：胃虚痰阻气逆证

王某，女，27 岁。

初诊：2023 年 2 月 25 日。

现病史：呕吐 1 月余，食入即吐，吞酸吐酸，伴胃脘部胀痛，纳呆。平素饮食不节，时暴饮暴食，时辟谷不食，烦躁焦虑，舌淡红、苔薄白，脉弱。

【师按】足阳明者，五脏六腑之海，实而不能满，时饥而不食，时饮食自倍，脾胃乃伤，气虚不运则生痰，运化失常，痰饮内生，客气上逆，腑气不通，拒纳水谷，故食入即吐，吞酸吐酸，胃脘部胀痛，舌淡红、苔薄白，脉弱。当化痰和中，佐辛以泄之，重以镇逆，拟三仁和中汤加减。

处方：明党参 15 g，土茯苓 15 g，蒲公英 30 g，豆蔻 6 g（后下），麻黄 5 g，苦杏仁 9 g，陈皮 6 g，芦根 30 g，薏苡仁 30 g，泽泻 15 g，白术 15 g，炒莱菔子 30 g，黄连 3 g，姜半夏 9 g，竹茹 15 g，制吴茱萸 3 g，干益母草 20 g，煅赭石 20 g，食凉茶 10 g（后下），麸炒苍术 10 g。

煎服法：7 剂，水煎服，每日 1 剂，分 2 次温服。

【按语】朱丹溪云："呕为火气炎上，特其一耳。有痰隔中焦，食不得下者；有气逆者；有寒气郁于胃口者；有食滞胃脘，则新食不得下而反出者；有胃中有火与痰而呕者；有久病胃虚，不纳谷者。"患者脾胃气虚，痰浊留滞于胃，气逆作呕，取二陈汤。气逆作呕，生姜散之，痰与水作呕，半夏逐之，佐以苍术加强健脾燥湿之效；"胃宜降则和"，故予煅赭石重镇降逆；吐酸责之肝脏，肝火入胃，左金丸加竹茹、豆蔻清肝泻火、降逆止呕；《医宗必读》言"吐而中气久虚，必借谷食以和之"，故予自拟三仁和中汤加减，健脾和胃、降逆止呕。7 剂后呕止。

4. 肥胖案：脾虚湿热证

叶某，女，44 岁。

初诊：2022 年 6 月 25 日。

主诉：乏力伴体重增长 1 年余。

现病史：患者自觉 1 年余来神疲乏力，体重较前增长

20 kg，现身高 157 cm，体重 90 kg，体重指数为 36.5 kg/m^2。刻下：乏力倦怠，周身困重，怕热汗多，食欲旺盛，喜食肥甘厚味，口稍苦，腹部时感痞满，大便时而干结难解，时而黏滞不畅，小便可，夜寐欠安。舌淡、苔薄黄、舌下络脉迂曲，脉沉细。末次月经：2022 年 6 月 10 日，经量中等，色稍暗，周期规律。

既往史：自诉有高血压病史多年，就诊时血压为 142/95 mmHg，未服药。

辅助检查：2022 年 6 月 25 日（我院门诊）血生化检查提示血脂升高；甲状腺彩超提示甲状腺下部混合回声结节 C-TIRADS 3 类；腹部彩超提示脂肪肝；心脏彩超未见异常。

中医诊断：肥胖——脾虚湿热证。

治法：健脾益气，清热利湿。

处方：明党参 20 g，土茯苓 20 g，蒲公英 30 g，杏仁 10 g，陈皮 6 g，芦根 30 g，薏苡仁 30 g，泽泻 15 g，生白术 30 g，厚朴花 15 g，黄连 6 g，绞股蓝 15 g，吴茱萸 3 g，益母草 20 g，黄芪 15 g，炒火麻仁 20 g，麸炒苍术 10 g，生决明子 30 g，豆蔻 5 g（后下），炒莱菔子 30 g。

煎服法：7 剂，每日 1 剂，水煎 720 mL，分早、中、晚温服。

二诊：患者诉乏力感减轻，口苦好转，腹部无痞满，舌脉同前，守原方继服 7 剂。

三诊：患者神疲倦怠感明显减轻，睡眠可，大便仍结，舌淡红、苔薄，脉沉细，守原方基础，去黄芪、麸炒苍术，炒火麻仁加至 30 g，予大黄 8 g（后下）、仙鹤草 20 g，继服 7 剂。

【按语】肥胖是以体重超过一定范围、形体肥胖为主症的疾病，现代医学中的单纯性肥胖、代谢综合征属于本病范畴。在病因方面，《黄帝内经·素问·奇病论》就曾记载："数食甘美而多肥。"《黄帝内经·素问·异法方宜论》也有记载："西方者……其民华食而脂肥。"可见肥胖的发生与过食肥甘密切相关。脾为生痰之源，津液不运，停聚于内则为饮、为痰，肥胖的病机总为阳气虚衰，痰湿偏盛，病理因素以痰湿为主，与气滞、血瘀、郁热相关。本案患者为中年女性，素喜食肥甘厚味之品，阻碍中焦气机健运，则内生湿痰，湿郁日久，则郁热内生，临床则见脾虚痰湿、湿热之象，如倦怠乏力、困重，口苦、痞满及大便不爽等症。朱丹溪在《丹溪心法·中湿》中有云："凡肥人沉困怠惰，是湿热，宜苍术、茯苓、滑石；凡肥白之人，沉困怠惰，是气虚，宜二术、人参、半夏、草果、厚朴、芍药。"也认为肥胖应从湿热、气虚两方面论治。倪京丽结合丽水地区的气候地理因素及本地居民的饮食偏嗜，总结出"上热下寒"的常见体质，即本地居民更易出现寒热错杂的致病病机。再结合经典论述及数十载临床经验，对本案患者也以健脾益气、清热利湿、祛湿化浊为治法。方中用陈皮理气燥湿和胃，用厚朴花辛温理气、苦温燥湿以祛痰，泽泻淡渗中焦痰湿，吴茱萸、黄连寒温并用，又兼降气导滞之炒莱菔子，化浊之绞股蓝，以及健脾之术、参、芪，清热利湿之薏苡仁、土茯苓、蒲公英等，共奏良效。患者用药后乏力减轻，大便仍结，是因湿热胶结难去，予大黄清热泻下攻积，使湿热从下焦而去，邪气去则正气生。本案病机虽为虚实夹杂，仍应以祛邪为重。

5. 胃痞案：胃虚气逆证

王某，女，51岁。

初诊：2022年2月8日。

现病史：胃脘部胀满1月余，嗳气频作，呕恶烦渴，食欲不振，神疲乏力，时有耳鸣，大便稀溏，夜尿频，舌紫红、苔薄白、苔根偏厚、舌下络脉迂曲，脉缓。

【师按】《伤寒论》云："伤寒发汗，若吐、若下，解后心下痞硬，噫气不除者，旋覆代赭汤主之。"伤寒表证，若汗、吐、下之法，解后，耗伤中气致虚，气虚则推动无力，浊气不降反升，结痞于心下，主治胃虚气逆痰阻证。今为之用，患者平素多劳，劳则气耗，症见胃腕部胀满、嗳气频作、呕恶烦渴、纳差、神疲乏力、苔根偏厚、脉缓，皆属旋覆代赭汤证。

处方：明党参20 g，茯苓15 g，蒲公英20 g，芦根30 g，白茅根15g，生白术30 g，姜半夏6 g，竹茹15 g，生槐花15 g，茯神20 g，旋覆花10 g（包煎），煅赭石20 g，佛手12 g，姜黄6 g，干石斛12 g（先煎），蜜麸肉豆蔻6 g，苦杏仁6 g，酒五灵脂15 g，生鸡内金15 g，乌药10 g。

煎服法：7剂，水煎服，每日1剂，分2次温服。

【按语】方中煅赭石苦寒重镇以降逆，旋覆花下气消痰止噫，佐以姜半夏和胃降逆，茯苓、生白术利水渗湿健脾，佛手理气和胃，蜜麸肉豆蔻加强化湿之效，兼中和芦根、白茅根清热凉血之寒，全方共奏化痰降逆、健脾和胃之功。2剂后，患者述胃腕部胀满、嗳气少，口干喜饮，少气懒言，舌红、苔薄白。

《伤寒论》云："伤寒解后，虚羸少气，气逆欲吐者，竹叶石膏汤主之。"胃中痰浊已除，余热未消，气阴耗伤，故二诊去旋覆花、煅赭石，改竹叶石膏汤清热生津、益气和胃。3剂后症消，后随证加减，未再发。

6. 胃痛案

（1）气滞湿阻证

叶某，女，24岁。

初诊：2023年1月28日。

现病史：胃脘部间歇性绞痛2天，2天前进食油腻及冷饮后感胃脘绞痛，发作时痛剧，入夜尤甚，伴恶心呕吐，大便稀溏，舌红、苔白腻，脉弦滑。

【师按】新年之期，纵恣口腹，五味过极，辛辣无度，喜好肥甘厚腻之品，食宿堆积，郁而化热，痰湿内生困脾，又复食寒凉生冷，朝伤暮损，致胃气瘀滞，失于和降，不通则痛，故见胃脘部间歇性绞痛、恶心呕吐，舌红、苔白腻，脉弦滑，皆属气滞湿阻证，宜行气止痛、燥湿运脾，予三仁和中汤加减。

处方：明党参15 g，麸炒苍术10 g，茯苓15 g，蒲公英20 g，甘松3 g，麻黄5 g，炒白扁豆30 g，苦杏仁9 g，陈皮6 g，芦根30 g，薏苡仁30 g，麸炒白术12 g，姜厚朴10 g，焦六神曲10 g，生白芍12 g，延胡索12 g，姜半夏6 g，竹茹12 g。

煎服法：5剂，水煎服，每日1剂，分2次温服。

【按语】胃痛之入夜尤甚，一则见于胃络血瘀，二则见于寒邪客胃。瘀、寒属阴邪，入夜阳藏于内，阴气用事，故寒、瘀更重。如《临证指南医案》云：“胃痛久而屡发，必有凝痰聚瘀”，该患者起病急，尚未见瘀象，暂不予考虑。寒性凝滞而收引，患者宿食内停，复食生冷，脾胃大伤，致入夜痛甚，为寒邪客胃、遏阻阳气、气机瘀滞所致。然“治病必求于本”，虽感寒邪，易于从化，予温热之品对抗寒邪，则加重热象，治当以行气止痛、燥湿运脾为主，宜药性平均，忌过于温热、寒凉。“太阴湿土，得阳始运”，明党参、麸炒白术温补脾气，茯苓、苦杏仁、薏苡仁利湿、化湿、燥湿，姜厚朴、陈皮运脾祛湿。“阳明燥土，得阴自安”，伍以生白芍酸甘化阴，滋润和降以为通，甘松、延胡索行气止痛，姜半夏、竹茹，一温一寒，降逆止呕化痰。一剂半即痛止。

（2）胃阴不足证

吴某，女，62岁。

初诊：2022年9月29日。

现病史：胃脘部隐隐烧灼痛3年余，饥不欲食，口干口苦，倦怠乏力，头痛头晕，腰膝酸软，易感冒，大便干结，2～3日一行，心烦失眠，入睡困难，舌红、苔薄黄偏少，脉细。

【师按】胃病迁延不愈，疾病日久，胃阴亏虚，胃失濡养，胃络损伤，不荣则痛，故见胃脘烧灼痛；虚火内扰于胃见饥，胃虚受纳失司则不欲食；胃阴不足，上不能滋润口咽则口干，下不能濡润大肠则大便干结；年老体弱，肝肾阴虚，肾精亏虚，不能主骨，故腰膝酸软；不能生髓，则髓海空虚而致头痛头晕；舌红、苔薄黄偏少，脉细，为胃阴不足证。

治法：养阴益胃、补益肝肾。

处方：方选滋肾益肝方加减。生地黄12 g，川牛膝15 g，制何首乌15 g，陈皮6 g，薏苡仁30 g，续断10 g，制狗脊10 g，槲寄生 15 g，生白术 20 g，墨旱莲 20 g，仙鹤草 30 g，菟丝子 12 g，泽泻 12 g，玉竹 12 g，温山药 20 g，石膏 15g（先煎），知母 12 g，生槐花 20 g，茯神 20 g，豆蔻 5 g（后下）。

煎服法：7 剂，水煎服，每日一剂，分 2 次温服。

【按语】《成方便读》云：“凡人之常气，皆禀于胃，胃中津液一枯，则脏腑皆失其润泽，故以甘寒润泽之品，以复其阴，方中生地黄甘凉生津益胃，配予玉竹助养阴润燥之效。《重庆堂随笔》云：“清肺胃气分之热，热去则津液不耗，而阴自潜滋暗长矣”，石膏、知母相须为用，清热且救已伤之阴津；墨旱莲、仙鹤草、生槐花凉血止血兼补虚，佐以豆蔻温中和胃。其本为肝肾阴虚，标为胃阴不足，标本兼治，拟滋肾益肝方加减，“六腑以通为用”，佐以泽泻、薏苡仁利水渗湿，陈皮、生白术理气燥湿，使之补而不滞。4 剂则胃痛、腰膝酸软、头痛头晕好转，感腹胀肠鸣，舌退苔复，故去制何首乌、菟丝子、石膏、玉竹、陈皮，予枳壳、佛手、鸡内金消食和胃，复 2 剂则愈。

7. 便秘案

（1）脾虚湿盛证

叶某，女，45 岁。

初诊：2022 年 6 月 25 日。

现病史：便秘 1 年余。大便湿黏，排便不爽，2 ~ 4 日一行，体胖倦怠，口苦，纳眠尚可，舌淡胖、苔白厚、舌下络脉迂曲，脉沉细。

既往史：有糖尿病病史。

处方：明党参 20 g，土茯苓 20 g，豆蔻 5 g，蒲公英 30 g，苦杏仁 10 g，陈皮 6 g，芦根 30 g，薏苡仁 3g，泽泻 15 g，生白术 30 g，炒莱菔子 30 g，黄连 8 g，制吴茱萸 3 g，绞股蓝 20 g，黄芪 15 g，干益母草 20 g，生决明子 30 g，麸炒苍术 15 g，仙鹤草 30 g，厚朴花 15 g。

煎服法：7 剂，水煎服，每日 1 剂，分 2 次温服。

二诊：大便较前成形，2 ~ 3 日一行，仍觉排便不爽，乏力改善，口干口苦，脘腹胀满，舌淡胖、苔白腻。

三诊：患者述下后日行大便数次伴腹胀，遂去厚朴花改枳壳行气消胀。后则排便通畅，日行一便。

【按语】"肥人多痰，瘦人多火"，患者体胖面圆，是为痰浊积聚于内，脾为太阴湿土，居中州而主运化，喜燥恶湿，湿浊困脾，运化失常，湿性重浊、黏滞，则大便湿黏。舌淡胖、苔白厚、舌下络脉迂曲，脉沉细，故首诊为痰浊内阻证，予三仁和中汤加减燥湿化痰。胆气上逆而为口苦，肝胆郁热之口苦，以左金丸加以生决明子，一则清肝泻火，二则加强润肠通便之效，佐以黄芪补气升阳以助行气。

2 剂后大便较前成形，乏力改善，然大便仍 2 ~ 3 日一行，排便不爽。原化湿泄浊之方，理应排泄增多，未然，且出现"脾约"之"热"象，如《伤寒明理论》云："脾主为胃行其津液者也。今胃强脾弱，约束津液，不得四布，但输膀胱，致小便数而大便硬，故曰其脾为约"，故去麸炒苍术、黄芪，予麻子仁丸去燥热，通腑气。

（2）气秘合热秘

章某，男，78 岁。

初诊：2022 年 2 月 15 日。

现病史：排便不畅半年余，时黏腻难出、努争不下，时干结艰涩，伴腹胀，偶有反酸、呃逆，胃纳一般，舌红、苔黄厚腻，舌面有瘀斑、裂纹，脉弦滑。

处方：明党参 20 g，茯苓 15 g，豆蔻 3 g（后下），蒲公英 30 g，炒白扁豆 30 g，苦杏仁 10 g，陈皮 6 g，芦根 30 g，薏苡仁 30 g，炒莱菔子 30 g，生白术 30 g，黄连 6 g，沉香曲 6 g，麸炒枳壳 12 g，炒火麻仁 20 g，姜厚朴 10 g，酒五灵脂 12 g，姜黄 8 g，大黄 10 g（后下），干石斛 30 g（先煎）。

煎服法：7 剂，水煎服，每日 1 剂，分 2 次温服。

【按语】情志失调，忧思过度，脾伤气结，如《黄帝内经·素问·厥论》云："太阴之厥，则腹满䐜胀，后不利"，气机不畅，腑气壅滞，传导失常，糟粕内阻，不得下行，又因素体阳盛，胃肠积热，耗伤津液，肠道失于濡润，粪质干结难解，气滞与积热并见，更衣不下；病久，则热而伤阴，气滞成瘀。症见排便不畅，时黏腻难出、努争不下，时干结艰涩，伴腹胀，偶有反酸、呃逆，舌红、苔黄厚腻，舌面有瘀斑、裂纹，脉弦滑。治法为泄热导滞、顺气通便，宜三仁和中汤合麻仁丸加减。

肺与大肠相表里，如《石室秘录》曰："大便闭结者，人以为大肠燥甚，谁知是肺气躁乎？肺燥则清肃之气不能下行于大肠"，故予参苓白术散打底，既益气健脾，又有生培土、生津之效。六磨汤中沉香改沉香曲，在沉香行气基础之上，加以疏肝和胃化滞之功。又如《伤寒论条辨》所云："枳实，泄满也；厚朴，导滞也；芒硝，软坚也；大黄，荡热也"，故大承气汤去芒硝，枳实改麸炒枳壳，轻下热结。现无阴伤、瘀停之象，予酒五灵脂、姜黄活血化瘀，干石斛益胃生津，取其“治未病”之理。2剂后热减、气下，大便通畅，则去姜厚朴，减黄连用量，加天花粉清热生津。后继调，舌面裂纹、瘀斑逐渐消退。

四、肺系疾病

1. 久咳案：肺阴亏耗证

鲍某，男，24岁。

初诊：2022年9月17日。

主诉：反复咳嗽8年余，再发2月余。

现病史：患者8年前外感后出现咳嗽，无咳痰、胸闷气促、胸痛咯血、发热恶寒等不适，口服缓解气道痉挛、抗感染等药物无明显改善，症状持续3月余。8年来，每到秋冬季，上述症状反复发作。2个月前因外感后上诉症状再发，喉间多痰，不易咳出，痰黏白黄，伴咽痒，夜间、食寒凉之物及天气变冷后加剧。平素夜间时有盗汗，夜寐差，入睡困难，睡后易醒，胃纳可，二便无殊，舌红苔少，脉弦细。

辅助检查：（2022年5月21日于我院）胸部CT无殊；（2022年9月15日于外院）胸部X线、CRP无殊。

中医诊断：咳嗽——肺阴亏耗证。

治法：滋阴清热、化痰止咳。

处方：北沙参15 g，南沙参15 g，玉竹10 g，麦冬10 g，瓜蒌皮10 g，蝉蜕6 g，炒僵蚕12 g，芦根30 g，浙贝母12 g，生白术20 g，防风10 g，陈皮6 g，无花果10 g，金荞麦15 g，玄参 15 g，桔梗 8 g，甘草 3 g，百合 20 g，射干 3 g，薄荷 8 g（后下）。

煎服法：7 剂，代煎，水煎服 400 mL，早晚分服。

【按语】患者外感咳嗽迁延不愈，后反复外感，伤阴耗气，肺主气、司呼吸功能失常，以致肃降无权，肺气上逆，发为咳嗽；平素饮食不节，过食辛辣、肥甘厚味之品，内生痰湿于肺。本方以沙参麦门冬汤为主方，方中沙参、玉竹、麦冬、百合滋养肺阴，并润肺止咳；浙贝母、瓜蒌皮清热润肺、化痰止咳，桔梗载药上行，化痰散结，并利咽喉；加薄荷、蝉蜕、射干、金荞麦清热解毒利咽，防风、炒僵蚕祛风化痰，芦根、无花果清热生津；佐生白术、陈皮理气健脾以培土生金，玄参归肺、胃、肾经，滋肾润肺，金水并补。诸药合用，滋阴清热、化痰止咳。

二诊：2022 年 9 月 24 日，夜间咳嗽较前减少，无明显咽痒，感喉间痰液较前减少，入睡较前易。

2. 肺胀案：脾肾两虚证

留某，男，73 岁。

初诊：2021 年 12 月 1 日。

主诉：活动后气短半年。

现病史：患者半年前出现活动后气短不适，休息后略缓解，伴乏力，偶有咳嗽，痰不多、不易咳出，胃纳欠佳，睡眠一般，二便调，舌暗、苔薄白，脉沉细。

【师按】脾肾两虚，脾气不足，脾失运化，故见胃纳欠佳、乏力不适；肾气不纳，故见气短；脾肾两虚，先天之本与后天之本俱虚，故肺气不足，有咳嗽咳痰症，痰不多、不易咳出，舌暗、苔薄白，脉沉细。治以健脾益肾，化痰止咳。方拟滋肾益肝方加减。

处方：泽泻 15 g，川牛膝 15 g，山药 30 g，生白芍 12 g，陈皮 6 g，薏苡仁 30 g，续断 10 g，制狗脊 10 g，生白术 12 g，墨旱莲 20 g，仙鹤草 30 g，太子参 15 g，地骨皮 15 g，首乌藤 30 g，南沙参 15 g，北沙参 15 g，浙贝母 15 g，金荞麦 15 g，胆南星 6 g，竹茹 12 g。

煎服法：10 剂，水煎服，日服 2 次。

【按语】脾肾两虚是脾肾两脏俱虚的病证，多由年老体衰，或饮食不节，损伤脾肾之气，或忧思惊恐情志过极致病。六味地黄丸补肾益气，二至丸补肾阴，二陈汤健脾益气化痰。诸药合用，共奏健脾益肾、化痰止咳之功。

3. 咳嗽案：邪犯肺卫证

周某，男，30 个月。

初诊：2021 年 9 月 30 日。

主诉：咳嗽 3 天。

现病史：患儿 3 天前吹空调后出现咳嗽，咳痰量不多、色白、质稀、不黏，胃纳欠佳，睡眠欠佳，小便可，大便稀，舌淡、苔白，脉浮数。

【师按】患儿年幼，易感受外邪，邪犯肺卫，肺气失宣，宣发肃降失常，故见咳嗽、咳痰，舌淡、苔白，脉浮数。治以疏风解表，祛邪止咳。

处方：桑叶 8 g，蝉蜕 3 g，炒牛蒡子 5 g，甘草 3 g，玄参 6 g，炒苍耳子 5 g，黄芪 8 g，三余神曲 1 块，明党参 8 g，炒麦芽 8 g，浙贝母 5 g，炒僵蚕 5 g，桔梗 5 g，防风 5 g，陈皮

3 g，木蝴蝶 5 g，金荞麦 8 g，南沙参 6 g，炒白扁豆 8 g，芦根 8 g。

煎服法：3 剂，水煎服，日服 2 次。

【按语】《黄帝内经·素问·太阴阳明论》所说："伤于风者，上先受之"，本案幼儿患病，常为外邪侵袭，内有痰饮，此类中药中，常用防风祛风解表，桑叶、蝉蜕、炒牛蒡子解表退热，浙贝母、金荞麦化痰散结。

五、肾及脑系疾病

1. 热淋案：湿热中阻证

叶某，女，71 岁。

初诊：2022 年 2 月 24 日。

主诉：小便不利 3 天。

现病史：患者 3 天前无明显诱因出现小便不利，伴小便灼热感，尿频，无泡沫尿，数日前受凉后现时有咳嗽咳痰，痰多、色白，偶有心慌不适，无腹痛腹泻、发热畏寒等不适，胃纳一般，睡眠时间偏多，大便尚可，于我院门诊就诊。舌质红、苔黄腻，脉滑数。

既往史：有甲状腺结节病史，手术治疗后好转，现长期口服左甲状腺素钠片治疗；有慢性萎缩性胃炎、膀胱炎、尿潜血阳性、面神经炎、心律不齐病史，具体不详。

辅助检查：红外热成像示气虚湿热体质。

中医诊断：热淋——湿热中阻证。

治法：清热解毒祛湿。

处方：明党参 15 g，土茯苓 15 g，蒲公英 30 g，炒白扁豆

30 g，苦杏仁 10 g，陈皮 6 g，芦根 30 g，薏苡仁 30 g，厚朴花 15 g，黄连 6 g，豆蔻 5 g，知母 12 g，姜半夏 9 g，竹茹 15 g，白茅根 30 g，瓜蒌皮 15 g，炒白术 12 g，炒莱菔子 30 g，三余神曲 3 块，制吴茱萸 3 g。

煎服法：3 剂，代煎，水煎服，分早、晚 2 次温服。

二诊：2022 年 3 月 3 日，小便灼热感较前明显改善，小便次数较前减少，无咳嗽咳痰等不适。方药去厚朴花、三余神曲；加佛手 9 g，沉香曲 6 g；炒白术改为 15 g。

【按语】淋证是以小便频数、淋沥刺痛、欲出未尽，小腹拘急，或痛引腰腹为主症的病证。临床上乃有六淋之分：若湿热于下焦，膀胱气化不利，小便灼热刺痛，则为热淋；若膀胱湿热，灼伤血络，迫血妄行，血随尿出，乃成血淋；若湿热久蕴，熬尿成石，遂致石淋；若湿热蕴久，阻滞经脉，脂液不循常道，小便浑浊，而为膏淋；若肝气失于疏泄，气火郁于膀胱，则为气淋；若久淋不愈，湿热留恋膀胱，由腑及脏，继则由肾及脾，脾肾受损，正虚邪弱，遂成劳淋。

从本案观之，患者外感邪气，侵袭肺胃，致卫表不和，故见咳嗽咳痰，有慢性萎缩性胃炎病史，脾胃运化失常，积湿生热，下注膀胱，故见小便灼热；情志失调，肝气郁结，致三焦通调失常，故见心慌不适。患者小便不利、有灼热感，伴有心慌不适，当属中医淋证之热淋范畴。

2. 眩晕案：阴虚阳亢证

林某，女，65 岁。

初诊：2021 年 12 月 16 日。

主诉：反复头晕 10 余年，再发 3 个月。

现病史：患者10余年前因脑梗死后出现头晕不适，伴视物旋转、耳鸣，时有心悸、胸闷等不适，休息后自行缓解，患者未予重视未治疗。3个月前无明显诱因患者头晕不适再发，伴视物旋转、耳鸣，感乏力，偶有心悸、胸闷，现患者上诉症状仍存，自诉饮水时常有呛咳，感口干口苦，胃纳一般，夜眠欠安，夜间有盗汗，大便干结，小便尚可，于我院门诊就诊。查体：口齿欠清，双下肢活动不利，左上肢肌张力升高、肌力3级，左下肢肌力3级，双下肢轻度浮肿。舌暗红、苔薄白，脉弦。

既往史：脑梗死病史10余年，经治疗（具体不详）后，现遗留肢体活动不利。高血压病史多年，最高血压不详，自诉未规律服用药物治疗，目前血压控制欠佳。

中医诊断：眩晕——阴虚阳亢证。

治法：平肝潜阳，泻火息风。

处方：明党参20 g，土茯苓15 g，蒲公英30 g，炒白扁豆30 g，苦杏仁10 g，陈皮6 g，芦根30 g，薏苡仁30 g，泽泻15 g，生白术12 g，黄连6 g，石菖蒲15 g，川芎9 g，酒地龙9 g，槲寄生10 g，川牛膝15 g，炒僵蚕10 g，桃仁15 g，首乌藤20 g，红景天12 g，炒莱菔子20 g，制吴茱萸3 g，三余神曲2块。

煎服法：7剂，代煎，水煎服，分早、晚2次温服。

二诊：2022年1月11日，头晕、乏力较前好转，视物旋转不明显，耳鸣仍存，夜眠较前改善，二便尚调。方药：去酒地龙、炒僵蚕，加浙贝母12 g、炒火麻仁20 g、干石斛30 g、知母12 g，炒莱菔子20 g改为30 g，黄连6 g改为8 g，三余神曲 2 块改为 3 块，桃仁 15 g 改为 20 g。

【按语】中医的眩晕，“眩”是指眼花或眼前发黑，“晕”是指头晕甚至感觉自身或外界景物旋转。二者常并见，故称为“眩晕”。轻者闭目即止，重者如坐车船，旋转不定，不能站立，或伴有恶心、呕吐、汗出等症状。眩晕病位在脑，但与肝、脾、肾三脏功能失调有密切关系。《黄帝内经·素问·至真要大论》认为“诸风掉眩，皆属于肝”。眩晕与肝关系非常密切，春季常见的肝阳上亢之眩晕兼见头胀晕、面色潮红、暴躁易怒、口苦等症状。春季造成头晕的另一个原因是“风”，《黄帝内经》曰：“春气者，病在头”，春天多风，风为“百病之长。”老年人出现眩晕可能存在脑血管相关问题，当出现头晕等不适症状时，应立即前往医院就诊，切忌盲目治疗，以免贻误病情。

从本案观之，患者久病体虚，血虚则脑失所养，精亏髓海不足，故致头晕不适；肾精亏虚，髓海失充，故见耳鸣；饮食不节，致脾胃运化失司，气血亏虚，故见乏力；瘀血阻络，气血运行不畅，风痰窜入经络，故见肢体活动不利；情志失调，肝气郁结，致三焦通调失常，故见心悸。患者既往有高血压病史，血压控制欠佳，亦可引起头晕不适，故行治疗时也应兼顾血压的控制，整体调整。

3. 颤证案：脾虚湿困证

潘某，女，77 岁。

初诊：2022 年 10 月 8 日。

主诉：右手颤动 15 年，水肿 2 个月。

现病史：患者 15 年前无明显诱因出现右手颤动，后至医院确诊为帕金森病，2 个月前无明显诱因出现水肿，感头晕，乏力，腰酸脚软，胃纳欠佳，夜眠欠安，二便无殊，舌淡红、苔白腻，脉细。

【师按】脑居颅内，由髓汇聚而成，口、舌、眼、鼻、耳五官诸窍，皆位于头面，与脑相通，其视听言动之能，皆与脑相关，脑主元神，神能驭气，布散动觉之气于诸筋而达百节，令之运动，经脉失养，虚风内动，则发颤动，舌淡、苔白腻，脉细。治拟健脾渗湿，舒筋止颤。

西医诊断：帕金森病。

中医诊断：颤证——脾虚湿困证。

处方：明党参 15 g，黄芪 30 g，川芎 10 g，柴胡 6 g，红景天 12 g，生槐花 10 g，茯神 15 g，豆蔻 3 g，薏苡仁 12 g，姜半夏 9 g，竹茹 12 g，沉香曲 3 g，枳壳 10 g，柏子仁 15 g，陈皮 6 g，玄参 12 g，全蝎 2 g，防风 3 g，芦根 20 g。

【按语】诸湿肿满，皆属于脾，饮食不节，脾胃受损，聚湿生痰，故见纳差；肾失开阖，故见水肿；年老体虚，气血不足，筋脉失养，虚风内动，故见颤动；肝肾亏虚，肾精虚损，髓海不足，故见头晕、乏力。以红景天、川芎祛风通络，姜半夏、竹茹化痰祛湿，全蝎息风镇痉。诸药合用，疏其血气，令其条达而致和平，补益肝肾，治病求本。

4. 痫病案：阴虚气滞证

张某，男，65 岁。

初诊：2022 年 4 月 18 日。

主诉：确诊癫痫 4 年余。

现病史：患者 4 年前确诊为癫痫，长期服用奥卡西平、丙戊酸钠、托吡酯片、吡仑帕奈等药，现感乏力倦怠，平素癫痫发作频繁，感健忘，平衡能力差，胃纳欠佳，纳后腹胀，夜眠尚可，自觉嗜睡，大便无殊，夜尿 3 次 / 天，舌红，苔薄白、水润，脉弦细。

【师按】癫痫者，痰邪逆上也，病位在脑，与心、肝、脾、肾相关，痫证之痰，随风气而聚散，胶固难化，积痰内伏，经风火触动，痰瘀互结，上蒙清窍而发病，故治疗首当分清轻重缓急，因患者处于休止期，舌红、苔薄，脉弦细，治以滋养肝肾，以防再发。

西医诊断：癫痫。

中医诊断：痫病——阴虚气滞证。

处方：生地黄 12 g，川牛膝 15 g，陈皮 6 g，薏苡仁 30 g，续断 10 g，制狗脊 10 g，槲寄生 20 g，生白术 30 g，墨旱莲 20 g，女贞子 12 g，仙鹤草 30 g，菟丝子 12 g，泽泻 12 g，太子参 15 g，覆盆子 12 g，乌药 10 g，炒桑螵蛸 15 g，伸筋草 20 g，木瓜 12 g，生鸡内金 12 g。

【按语】禀赋异常，素体虚弱，饮食不节，损伤脾胃，脾失健运，积痰内伏，痰瘀互结，上蒙清窍，故见癫痫，痰胶固难化，久发难愈，损伤正气，以川牛膝、续断、制狗脊、墨旱莲、女贞子、菟丝子补益肝肾，生鸡内金、炒桑螵蛸、乌药温肾固涩，泽泻、伸筋草祛风除湿。诸药合用，以防复发。

（倪京丽、张尊敬、罗晓风、连洁、叶芳佳、倪明珠、郑丽君、金玥、陈海勇、王华强）

第四章

儿科医案

1. 乳癖案：肝郁脾虚证

叶某，女，8岁。

初诊：2020年9月22日。

主诉：双侧乳房发育半年。

现病史：患儿半年前双侧乳房发育，可触及肿块，否认压痛，面色黄、有斑点，胃纳欠佳，夜寐欠安，注意力不集中，二便可，舌淡白、苔薄微黄，脉细数。曾在我院儿科行中医治疗，效果尚可，近期发现乳房继续发育，遂来我科就诊。家长诉生二胎后患儿心情抑郁，平素锻炼以拉丁舞为主，喜食鸡肉等。

西医诊断：性早熟。

中医诊断：乳癖——肝郁脾虚证。

【师按】患儿，女，8岁，双侧乳房发育可触及肿块，为自父母二胎出生后，情志不遂，肝气郁结，肝经气血不得条达以致气结而成肿块；肝气抑郁，肝阳化火以克脾土，纳欠佳，火扰心神致夜寐欠安；舌淡白为脾虚之象；苔薄微黄，面色萎黄，脉细数为内有火邪之象。

处方：明党参12 g，茯苓12 g，麻黄3 g，苦杏仁8 g，芦根20 g，泽泻12 g，吴茱萸3 g，蒲公英20 g，陈皮6 g，薏苡仁20 g，生白术12 g，厚朴花12 g，黄连3 g，百合20 g，桑叶20 g，豆蔻5 g（后下），茯神15 g，炒莱菔子20 g，三余神曲2块，炒白扁豆20 g。

医嘱：①增加体育运动；②调整饮食结构，禁食激素含量高的食物；③进行心理疏导。

二诊：2020年9月26日，患儿面色有华，胃纳可，双乳肿块未见明显增大，舌淡红、苔薄黄，脉细数，肝郁未解，改方以疏肝理气散结为主。处方：柴胡 6 g，炒白芍 9 g，炒鸡内金 9 g，姜半夏 9 g，炒麦芽 30 g，蒲公英 9 g，玄参 9 g，浙贝母 9 g，生栀子 9 g，郁金 9 g，夏枯草 9 g，牡丹皮 9 g，连翘 9 g，炒僵蚕 9 g。上药 7 剂，用法同前。

【按语】女童在 8 岁前出现第二性征记为性早熟，现代医学将其分为中枢性及外周性，诊断则以性激素测定、子宫卵巢 B 超、骨龄检查与体征、家族史及喂养史等相结合。中医根据本患儿的乳房发育为重要症状，诊断为乳癖，多因情志内伤以致肝郁气滞，痰浊凝结、痰瘀互结于乳房。本案患儿年幼，脾胃之气本有不足，另情志不遂，以致肝郁气结，脾虚不振，无以运化，以致清阳不升，面色黄，食欲不振。本案治疗应以疏肝理气、清热散结为法，但是患儿本虚不足，应先实脾，以运化为主，正气渐旺，再疏肝理气、清热散结。

2. 血证案：阴虚火旺证

陈某，男，15 岁。

初诊：2022 年 1 月 27 日。

主诉：血小板升高 1 月余。

现病史：2022 年 1 月因感冒在外院验血时发现血小板升高，血小板 713×10^9/L，精神软，感腹胀，矢气频，心烦，口气重，大便黏腻，舌红、苔薄，脉细数。

辅助检查：白蛋白 37.0 g/L，凝血酶原时间测定 13.70 秒，PT 国际标准化比值为 1.30，余生化全套、免疫全套、抗核抗体全套、肿瘤标志物无明显异常。

中医诊断：血证——阴虚火旺。

治法：滋阴清热，凉血化瘀。

处方：生地黄 12 g，陈皮 9 g，仙鹤草 30 g，泽泻 10 g，炒麦芽 15 g，淡竹叶 15 g，姜半夏 9 g，川牛膝 15 g，生白术 20 g，山药 20 g，水牛角 15 g，百合 30 g，白茅根 15 g，益母草 30 g，玄参 20 g，竹茹 15 g，牡丹皮 8 g，南沙参 10 g，甘草 3 g，茯苓 15 g。

煎服法：共 7 剂，日 1 剂，水煎，早、晚饭后温服。

【按语】连续服药 5 个月，血小板计数稳步下降，7 月复查血小板 568×10^9/L。患儿饮食不节，火热内耗津液，气血凝聚，六君子汤顾护脾胃，以土能化生万物，加白茅根、水牛角清热凉血，仙鹤草收敛补虚，益母草清热活血，炒麦芽健脾开胃，淡竹叶清心火，百合养阴安神除烦。合六味地黄丸为补阴之主方，去性温之熟地黄、山萸肉，改生地黄、玄参清热养阴生津。诸药合用，补阴、健脾、清热、活血，攻补兼施。

3. 疳证案：脾肾两虚证

李某，男，6 岁 3 个月。

初诊：2018 年 8 月 21 日。

主诉：因患儿纳差、反复易感、较周围同龄儿童身高矮小就诊。

现病史：患儿生长缓慢 2 年余，年生长速率＜ 4 cm，平素胃纳欠佳，挑食，面色萎黄，形体瘦削矮小，肌肉松软，毛发稀疏，注意力不集中，小动作较多，容易疲乏，汗出偏多，动则尤甚，夜寐欠安，反复易感，1 周前感冒后使用抗生素等药物致胃纳更差，西医予益生菌等药物治疗未见明显改善，小便可，大便溏，舌质淡、苔白略腻，脉细弱。

体格检查：身材匀称，身高 107.6 cm，体重 16.6 kg，两颊部有略呈黄白色的小片状斑点。

个人史：母亲 G1P1，足月剖宫产；患儿出生情况良好，混合喂养。

家族史：父亲身高 165 cm，母亲身高 156 cm。于 2018 年 3 月于外院查骨龄约 5 岁。

西医诊断：特发性矮小症。

中医诊断：疳证——脾肾两虚证。

治法：健脾和胃，补肾养心。

处方：炒白扁豆、薏苡仁、蒲公英、芦根各 60 g，明党参、茯苓、炒白术、炒白芍、淮小麦、百合、核桃肉各 30 g，黄芪、益智仁、陈皮、厚朴花、炒莱菔子、炒二芽各 20 g，泽泻、牛膝各 15 g，三余神曲 2 块，饴糖 50 g；山药、芡实、大枣（蒸熟去核捣）、莲子肉（去心）各 100 g，患儿家属自备，收膏用。

煎服法：制膏用，初服可每日晨起空腹服用 1 次，1 周后可改为每日早、晚空腹各服 1 次。

医嘱：嘱患儿家属保障患儿的营养均衡，注意蛋、奶等优质蛋白的摄入，加强户外锻炼、保证睡眠充足。

二诊：连服 1 个月后，患儿胃纳增加，汗出减少，夜寐渐安，大便成形。嘱冬至后来院予膏方调治。2018 年 11 月 6 日来院就诊，患儿胃纳尚可，面色无华，余症同前，舌质淡、苔白，脉细弱。

三诊：2019 年 4 月，家属述患儿冬日感冒次数明显减少，疲劳感减轻，胃纳增加，面色光泽，复测身高 111.2 cm，生长平均速度较前加快。

【按语】历代医籍未见特发性矮身材病名的记载，目前多数医家将其归于“五迟、五软”等范畴，笔者认为，该病患儿多可伴见形体消瘦、面色无华、毛发干枯、精神萎靡或烦躁、食少纳呆等疳证的特征，临证时亦可参考辨治。小儿膏方是在整体观念、天人合一的理论基础上，针对小儿禀赋不足、脏腑娇嫩、稚阳未充、稚阴未长等诸多薄弱环节，结合患儿体质的不同辨证论治，调整小儿脏腑、阴阳、气血平衡的一类中药制品。

本案患儿“脾常不足”，运化能力弱，后天喂养不当，脾胃虚弱，复因肺脏娇嫩、形气未充，反复外感，药物攻伐，损伤脾胃，脾失健运，则气血生化不足，五脏失养，故面色萎黄、形体瘦削矮小、食欲不振、容易疲乏；四肢肌肉失于濡养，故肌肉松软；肺气亏虚、腠理不固，故见汗多；血不养心，神不守舍，则夜寐不安、注意力不集中；病久肝肾失养，故毛发稀疏，筋骨不长，舌脉均为本证之象。方中明党参、炒白术健脾益气、滋生化之源，黄芪补气生血，薏苡仁、炒白扁豆健脾除湿，茯苓健脾渗湿、宁心安神，淮小麦、百合养心安神，炒白芍养血柔肝，蒲公英、芦根、泽泻清热利湿泄浊，益智仁温脾暖肾，核桃肉补肾温肺，牛膝补肝肾强筋骨、活血通经，以炒莱菔子、炒二芽、三余神曲消食化积，以陈皮、厚朴花等行气运脾，防止滋腻碍胃，通补兼施，使其补而不滞，固本清源，饴糖、山药、芡实、莲子肉、大枣既可食用，又可药用，有健脾益肾之功，改善膏方口感，使患儿更乐于接受。

（倪京丽、徐夏薇、时晔）

第五章

妇科医案

1. 围绝经期不寐案

胡某，女，50 岁。

初诊：2019 年 2 月 14 日。

主诉：反复失眠伴面红、盗汗 4 月余。

现病史：患者近 4 个月来反复失眠，夜间易醒，醒后不易入睡，夜间盗汗，汗湿衣被，时有头晕、五心烦热、面部烘热感，末次月经在 2018 年 10 月 5 日，绝经后无异常阴道出血，胃纳一般，二便无殊。刻下：患者面红如醉，舌红、苔薄，脉弦数。西医检查排除器质性病变。

【师按】围绝经期失眠的病机关键在肝肾阴虚，心肾不交。又因“胃不和则卧不安”，治疗时当注意顾护胃气，治疗时须重视身心同治，结合中医情志疗法进行心理疏导，劝慰患者积极运动，多与他人交流，抒发情感，及时调节抑郁焦虑的情绪。

处方：薏苡仁、山药、淮小麦、百合、首乌藤、黄芪、桑叶、仙鹤草、煅龙骨、煅牡蛎各 30 g，生白术、穞豆衣、糯稻根各 20 g，泽泻、川牛膝各 15 g，生地黄、生白芍、茯神各 12 g，山茱萸 10 g，防风 8 g，陈皮 6 g。

煎服法：5 剂。日 1 剂，水煎，下午 3 ～ 5 时及晚临睡前分服。

二诊：2019 年 2 月 19 日，自述夜眠及盗汗稍有好转但不明显，面红较前稍有转淡，舌红、苔薄，脉弦。守方，7 剂。

三诊：2019 年 2 月 26 日，睡眠质量改善，盗汗较前减少，无眩晕，面部烘热感减轻，面红转淡，颧部余有红色。原方去煅龙骨、山茱萸，加枳壳 12 g，佛手 6 g，香附 12 g，

7剂。如此加减治疗2个月，诸症平稳，夜寐安。

【按语】围绝经期，又名更年期，处于“年四十，而阴气自半”的特殊阶段。本案患者平素性情偏于内向，思虑过度，加之素体阴虚，又逢“七七”之年，肾精亏虚。肾水虚于下，不能上济于心，心火炽盛，热扰神明，故失眠；肾阴亏虚，水不制火，火热内生，故五心烦热，面部有烘热感；阴虚火旺，迫津外泄，故盗汗；肾精亏虚，脑髓失养，故头晕。

本方由滋肾益肝方合牡蛎散、玉屏风散加减而成。方中滋肾益肝方补益肝肾，以固其本；牡蛎散、玉屏风散益气固表止汗，以治其标。川牛膝补益肝肾，引药下行；生白芍养阴柔肝；桑叶清肝明目；穞豆衣、糯稻根滋阴止汗；仙鹤草补虚强壮，兼有收敛；煅龙骨镇惊安神，敛汗固精；淮小麦缓肝养心；百合、茯神清心安神；首乌藤养血安神；薏苡仁健脾补中；陈皮理气助运。诸药合用，共奏滋肾养肝、宁心安神之效。

2. 妊娠期感冒案

张某，女，33岁。

初诊：2020年11月10日。

主诉：早孕12周，咳嗽咳痰伴咽痒1周。

现病史：患者12周早孕，恶心呕吐，自行补充孕酮未见明显好转。1周前无明显诱因出现咽痒咳嗽，有痰、痰黏不易咳出、色黄白相间，自行口服阿莫西林1周未见明显好转。现恶心呕吐，咳嗽咳痰，咽痒，无发热，无头晕头痛，胃纳差，二便调，夜寐欠安，舌红，苔微黄、厚腻，脉弦滑。既往无重大病史，已完善早孕相关检查。

西医诊断：妊娠合并上呼吸道感染。

中医诊断：子嗽——外感证——风热犯肺证。

【师按】早孕12周，咳嗽咳痰，咽痒，为妊娠期间风邪犯肺，阻遏气机，气失宣降，郁火上炎，以致热扰心神，夜寐欠安。妊娠后阴血下行冲任养胎，脾胃虚弱，胎气上逆可致水湿痰邪而生，病因为妊娠恶阻，风邪犯肺，病位在肺、脾。治法应以疏风解热、润肺利咽、安胎为主。

处方：桑叶15 g，蝉蜕6 g，浙贝母10 g，僵蚕12 g，薄荷8 g，荆芥6 g，玄参10 g，陈皮6 g，木蝴蝶6 g，酒黄芩12 g，金荞麦15 g，南沙参15 g，北沙参12 g，姜半夏9 g，竹茹12 g，芦根20 g，茯苓15 g，淡豆豉5 g。

煎服法：上药3剂，水煎服，每日1剂，水煎400 mL，分早、晚温服（不可久煎）。

二诊：2020年11月17日，咳嗽好转，痰稍少，恶心仍在，腰酸，便秘，睡眠可，舌淡红、苔白，脉滑，原方减北沙参、荆芥，加干姜3 g，菟丝子10 g，以温肺化饮、补肾安胎。

【按语】妇人妊娠，血聚于下，冲脉气盛，阳气上逆，胃气不降，出现恶心呕吐等现象，妊娠期间机体总以“血感不足，气易偏盛”为生理特点，由于妊娠期特殊的生理特点，母体在妊娠各期均可能出现病理症状，总的治疗大法有三：一为补肾，以固胎元之本；二为健脾，以养血安胎；三为疏肝，以通调气机，理气清热。本案患者在妊娠期感染风邪，在清热安胎的同时，疏散风热，润肺，利咽，兼顾胎儿与母体。配合健脾利水，共奏疏风清热、健脾润肺、安胎之功效。二诊时患者风邪已解，痰邪未解，故去疏风解表之荆芥，加用干姜温肺化饮，用菟丝子补肾安胎。二诊热象已退大半，但仍有恶阻、便秘，提示仍有余热郁于里，用干姜并非助热火，而是取其温中焦、通经脉、温肺化饮之用，助茯苓健脾温中，同时取“培土生金”之法，以助肺气宣降，可治咳嗽。

综上所述，本案患者在治疗中应健脾补肾，配合清热安胎。其中芦根配竹茹，二味轻灵治疗胃热呕吐收效显著，又证明了在治疗妊娠期疾病时，不仅要关注于脾胃，更应重视气机的通畅调达，以补益而不留滞。

3. 经断前后诸证案

朱某，女，54 岁。

初诊：2022 年 6 月 14 日。

主诉：月经停闭 10 个月余。

现病史：患者 10 个月余前开始出现月经停闭，末次月经为 2021 年 8 月 19 日，自诉近几年月经后期，甚则半年一行。刻下：乏力倦怠，周身困重，潮热汗出，自汗盗汗，时有头晕及项背不适，情绪低落，甚则悲伤欲哭，眼干口干，腰膝酸软，大便干结，小便较少，夜寐不安，多梦，胃纳一般，舌红少津、苔少，脉细数。

既往史：体检发现血脂升高，自诉胆结石、肺结节病史多年，定期随访，无咳嗽咳痰、上腹疼痛、恶心呕吐等不适。

辅助检查：2022 年 7 月 15 日（我院门诊）查血脂示甘油三酯 2.8 mmol/L，余无明显异常。

西医诊断：围绝经期综合征。

中医诊断：经断前后诸证，证属肾阴虚。

治法：滋阴降火。

处方：墨旱莲 20 g，酒女贞子 12 g，仙鹤草 50 g，山药 30 g，泽泻 12 g，夜交藤 30 g，菊花 15 g，夏枯草 12 g，川芎 10 g，百合 30 g，红景天 12 g，葛根 20 g，木贼 12 g，青葙子 10 g，桑叶 20 g，玄参 20 g，生地黄 15 g，川牛膝 15 g，薏苡仁 30 g，生白术 30 g。

煎服法：7 剂，每日 1 剂，水煎 400 mL，分早、晚温服。

【按语】《黄帝内经》有云："女子……七七，任脉虚，太冲脉衰少，天癸竭，地道不通，故形坏而无子也。"即女子四十九岁之时，冲任血少，阴气竭，天癸竭绝，故经水止绝而不能有子。在此期间，女子肾气由盛渐衰，天癸渐至衰竭，冲任气血衰少，如平素体质有阴阳偏盛、偏衰，抑郁或宿有痼疾，或家庭、社会等环境改变，均会导致此时期的女性出现肾阴阳失调。

本案患者正值经断之际，天癸渐竭，肾阴不足，精血衰少，髓海失养，故头晕；腰为肾府，肾主骨，肾精亏血少，故见腰膝酸软不适；肾阴不足，阴不维阳，虚阳上越，故潮热汗出；汗出伤津，故口燥咽干，眼干不适，大便干结，小便少；水亏不能上制心火，心神不宁，故失眠多梦，情绪低落；肾虚天癸渐竭，冲任失调，血海蓄溢失常，故月经周期紊乱。舌红、苔少，脉细数，也为肾阴虚之征。患者病位在肾，以阴虚火旺为基本病机，又因五行生克而累及心、肝、脾等多脏。故本方中墨旱莲、酒女贞子（二至丸）补益肝肾，滋补肾阴，山药、生白术补后天脾胃以养先天，仙鹤草、川牛膝补肾强壮，上药合用补益脾肾，益气滋阴使虚损得补；又予玄参、生地黄清热凉血，养阴生津，菊花、夏枯草清热泻火，上药合用以清祸乱于内之虚热邪热，除潮热，养阴津，同时予木贼、青葙子以清热明目；患者项背强，恐为邪热耗伤津液以致柔痉，故以葛根、川芎解肌生津止痉；患者素体阴虚火热，又适逢暑湿之时，内火与外界暑湿热邪同气相求，则有乏力倦怠，周身困重之感，故补虚同时兼顾泻实，予桑叶、泽泻、薏苡仁清热利湿又兼顾防止伤阴；佐使红景天益气活血，夜交藤养心安神，百合养阴清心安神，全方共奏滋阴清热降火之功效。肾阴得补充，则虚火得以降，抓住经断前后诸证肾阴虚的核心病机，兼顾清热，再随证加减，可使患者平稳度过围绝经期。

（倪京丽、时晔、董艳玉）

第六章

倪京丽结合红外热成像仪的膏方调治经验

在中医临床中，辨证论治为核心理论，而实现其客观化是现代化研究的关键方向之一。红外热成像仪正是这一需求的理想工具，它是近年来得到迅速发展的全身功能影像技术，以其快速、精准、可重复性的优势促进了中医诊疗的客观化进程。

该技术通过计算机自动识别和图像处理，实现对人体脏腑、经络的快速精确定位与量化分析。医用级红外热成像仪能够直观、精确地捕捉并呈现体表温度分布，分析机体的红外辐射强度，成为中医寒热、阴阳辨证的重要辅助手段，有效推动了中医辨证的现代化与客观化进程，为中医辨证施治提供了科学的量化依据。

自 2014 年 4 月至今，已有 2 万余名患者在我院通过红外热成像检查完成中医体质辨识。倪京丽运用红外热成像仪结合中医舌脉诊开膏方数为 2000 余例。多数患者经膏方调理后，来年复查体质均有明显改善。

现将倪京丽临床运用红外热成像技术开具膏方临床经验做如下分享。

1. 畏寒案：真热假寒证

梅某，女，52 岁，因“宫颈癌术后 1 年余，恶寒肢冷 2 月余”于 2019 年 1 月 31 日就诊。患者宫颈癌术后 1 年余，平素体质欠佳，3 个月前入冬后感恶寒肢冷明显，后背及四肢末端尤甚，添衣加被仍不能缓解，前医以桂枝、干姜、附子等药治疗 2 月余均无明显好转，今来我处就诊。刻下：患者面色苍白无华，舌红无苔，脉细，头戴厚绒帽，着多层厚棉衣，足上穿多层厚袜棉鞋，仍觉周身寒冷，乏力倦怠，自汗、动则汗出，焦虑烦躁，胃纳一般，夜寐欠安，二便无殊。

红外热成像图呈现周身高热区，唯四末及头面部低温，结合患者舌脉及腹温，可确诊为真热假寒证。

诊断：虚劳——真热假寒证。

治法：补益肝肾，滋阴清热。

处方：生地黄 60 g，泽泻 60 g，川牛膝 80 g，山药 150 g，生白芍 60 g，制首乌 80 g，陈皮 30 g，薏苡仁 100 g，生白术 100 g，墨旱莲 60 g，女贞子 60 g，仙灵脾 60 g，仙鹤草 100 g，菟丝子 60 g，白茅根 60 g，黄芪 120 g，百合 80 g，淮小麦 100 g，吴茱萸 20 g，黄连 20 g，枸杞子 30 g，菊花 60 g，生地黄 60 g，茯苓 100 g，蒸萸肉 60 g，佛手 60 g，地骨皮 60 g，北沙参 60 g，麦冬 60 g，续断 60 g，狗脊 60 g，炒麦芽 60 g，生晒参 50 g，西洋参 60 g，金蝉花 50 g，鲜石斛 200 g，黄明胶 50 g，龟甲胶 100 g，鳖甲胶 100 g，膏方辅料 1 号（黄酒、冰糖、饴糖）。

【按语】肿瘤（癌）属中医“癥瘕”“岩”等范畴。其病机变化多端，常虚实夹杂、寒热错杂，临床表现各异，现代医家认为其病机关键在于阴阳气不相顺接，其证多属阴阳错杂、寒热混淆。本案患者平素思虑过度，加之手术所伤，又逢“七七”之年，肾精亏虚，阴液耗损，阴不制阳，阳热偏亢，阳盛于内，格阴于外，故恶寒怕冷、四肢厥冷；肾水虚于下，不能上济于心，心火炽盛，热扰神明，故夜寐欠安；水不涵木，加忧思郁结，肝气失调，肝阳偏亢，故烦躁不安；肝气横逆犯胃，故胃纳欠佳；阴虚火旺，迫津外泄，故汗出；肾精亏虚，肢体失养，故乏力倦怠。

回顾病程，先予“开路方”调理半个月，乏力倦怠感较前减轻，夜寐渐安，仍怕冷恶寒畏风，室温 20 余℃仍需着厚袜棉鞋。后予膏方服用，1 个月后复诊，患者恶寒怕冷、乏力、自汗较前明显好转，躯干部恶寒改善明显，足部室温下未觉寒冷，稍有恶风。嘱继服膏方，服完后诸症愈，复查红外热成像检查。对比红外热成像图可见热度明显下降，心肺、脾胃区、肾区热度恢复正常（图 6.1，文后彩插图 6.1）。

2. 耳鸣案：肾精亏损证

翁某，男，67 岁，因“耳鸣、视物模糊 8 年余”于 2020 年

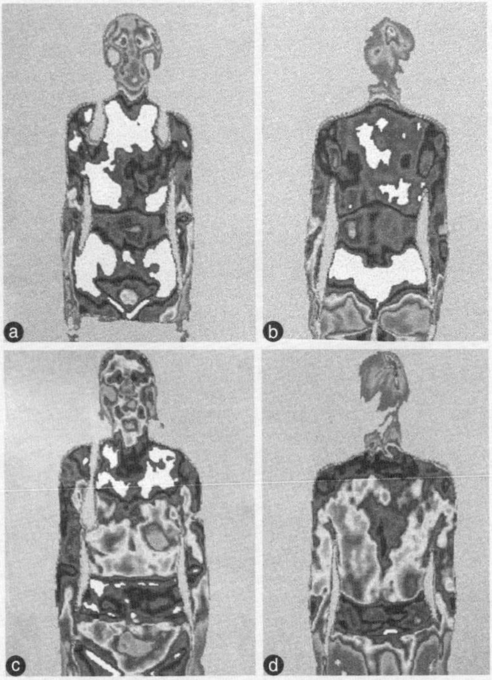

a、b. 治疗前；c、d. 治疗后。

图 6.1　真热假寒证膏方调治前后红外热成像对比图

1 月 23 日就诊。患者耳鸣如蝉，夜间甚，伴头晕眼花，腰膝酸软，多梦，舌红少苔，脉细数。

患者红外热成像图显示体表温度增高，胸膈处代谢过高，脊柱下段热源增强，耳后出现热源，提示肾阴虚。

诊断：耳鸣——肾精亏损证。

治法：补肾益精，潜阳肃窍。

处方：泽泻 80 g，牛膝 80 g，山药 150 g，生白芍 60 g，菟丝子 80 g，制首乌 60 g，补骨脂 80 g，仙灵脾 80 g，金樱子 60 g，陈皮 60 g，薏苡仁 120 g，续断 80 g，制狗脊 80 g，桑寄生 100 g，生白术 100 g，仙鹤草 150 g，明党参 100 g，红景天 80 g，首乌藤 80 g，葛根 100 g，枸杞子 30 g，菊花 60 g，生地黄 60 g，茯苓 100 g，蒸萸肉 60 g，佛手 60 g，地骨皮 60 g，北沙参 80 g，麦冬 80 g，川芎 60 g，牡丹皮 30 g，煅磁石 50 g，淡竹叶 60 g，白茅根 80 g，炒麦芽 50 g，炒枳壳 50 g，桔梗 50 g，无花果 60 g，杜仲 60 g，移山参 10 g，生晒参 50 g，西洋参 30 g，紫河车 50 g，鲜石斛 200 g，黄明胶 100 g，龟甲胶 100 g，鳖甲胶 50 g，鹿角胶 50 g，膏方辅料 1 号（黄酒、冰糖、饴糖）。

【按语】肾为先天之本，藏精生髓，上通于脑，开窍于耳，肾精不足，耳窍失养，虚火上炎，肝阳上亢，耳鸣如蝉，故治以补肾益精，潜阳肃窍。

1 个月后复诊，患者少有耳鸣，无腰膝酸软，红外成热像图显示胸膈部分的温度明显下降，耳后热源消失（图 6.2，文后彩插图 6.2）。

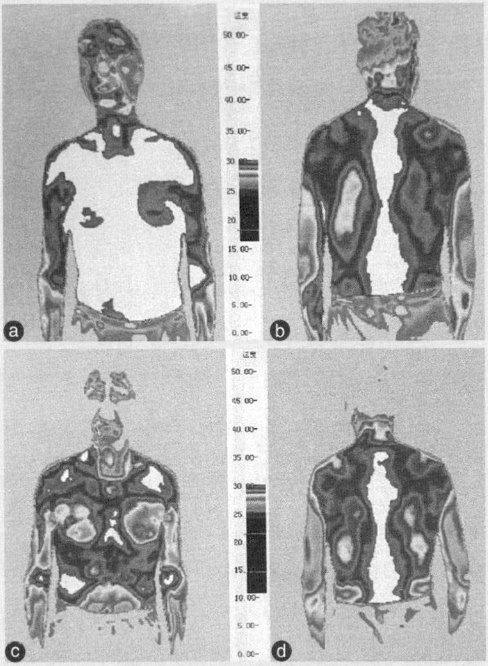

a、b. 治疗前；c、d. 治疗后。

图 6.2　肾精亏损证膏方调治前后红外热成像对比图

3. 胃痛案：脾胃阳虚证

陈某，男，34 岁，因“胃脘部不适半个月”于 2019 年 6 月 11 日就诊。患者胃脘部隐痛不适，饮冷后加重，平素畏寒恶风，夜尿频多，胃纳欠佳，夜眠尚可，大便无殊。

红外热成像图可见患者全身温度偏低，心肺区、上腹部、肾区、膀胱区、下肢、脐部均为低温区，提示脾肾阳虚。

诊断：胃痛——脾胃阳虚证。

治法：补中健脾，温肾散寒。

处方：党参 60 g，白术 80 g，茯苓 60 g，佩兰 60 g，黄芪 80 g，桂枝 20 g，豆蔻 30 g，炒白扁豆 80 g，苦杏仁 30 g，陈皮 60 g，薏苡仁 100 g，泽泻 80 g，焦六曲 60 g，厚朴花 60 g，炒莱菔子 60 g，姜半夏 60 g，竹茹 60 g，仙鹤草 100 g，熟地黄 60 g，蒸萸肉 60 g，山药 120 g，补骨脂 60 g，仙灵脾 60 g，菟丝子 60 g，当归 60 g，炒白芍 60 g，防风 20 g，巴戟天 60 g，麦冬 60 g，炒麦芽 60 g，杜仲 30 g，覆盆子 50 g，生晒参 50 g，别直参 10 g，紫河车 50 g，鹿茸 10 g，黄明胶 100 g，鹿角胶 100 g，鳖甲胶 50 g，膏方辅料 1 号（黄酒、冰糖、饴糖）。

【按语】患者脾肾阳虚，以益火补土法为治则。脾胃阳虚，中焦虚寒，失其温阳而发胃痛，运化无力则纳差；肾阳虚衰，膀胱虚寒则夜尿频多。

膏方服完后复诊，已无胃痛诸症，查红外热成像图显示，原心、肺低温区温度恢复正常，原上腹部及肾、膀胱低温区范围缩小，脐部高温（图 6.3，文后彩插图 6.3）。

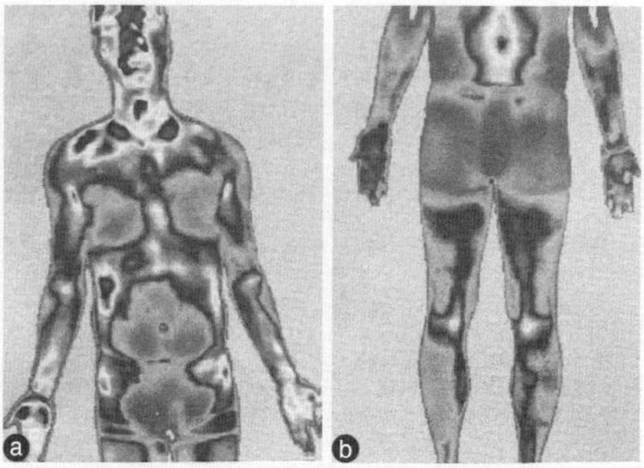

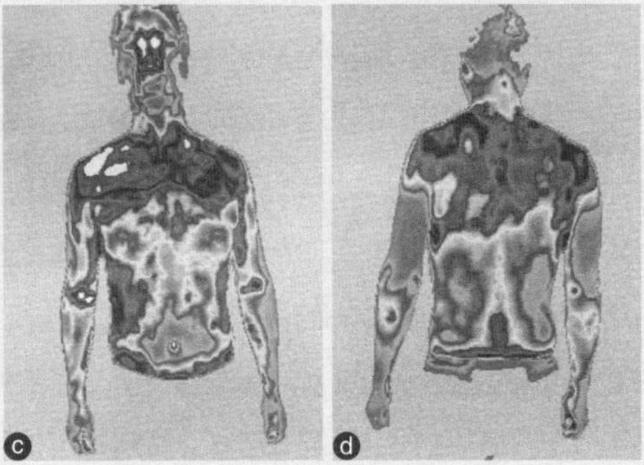

a、b. 治疗前；c、d. 治疗后。

图 6.3　脾胃阳虚证膏方调治前后红外热成像对比图

（倪京丽、徐夏薇、时晔）

第七章

中医药膳应用

1. 药膳的概况

药膳是在中医药理论指导下，将药食同源的中药与食物进行合理组合，采用传统或现代加工技术制作而成的，具有独特色、香、味、形，且具有保健强身、防病治病功效的食品。药膳将药物与食物融为一体，取药物之性，用食物之味，食借药力，药助食功，相得益彰。

传统上按制作方法一般可分成菜肴、粥饭、面点、茶饮、药酒、果品糖果、膏滋与汤羹八类。其现代加工方法多样，同时新品不断，如饼干、糖果、饯、罐头、饮料、精汁等。

2. 药膳的特点

（1）注重整体，强调辨证施膳：以阴阳学说为理论基础，以调整阴阳气血为根本目的；以五脏为中心的整体观；以四气五味为依据。

（2）防治兼宜，重在保养脾胃。

（3）良药可口，老少尤宜：形为食品，性为药品。

3. 药膳应用案例

（1）荷莲养生鸭：主料取自荷田共养 2 年以上的生态养生鸭，加入适量干荷叶、处州白莲干（磨粉）、黄精、畲药食凉茶等药食两用的中药材进行科学配伍，加入适量佐料后经多道工艺烹饪而成，具有色泽明亮、浓香可口的特点。《本草纲目》记载："鸭肉性味甘、寒，填骨髓、长肌肉、生津血、补五脏""主大补虚劳，最消毒热，利小便，除水肿，消胀满，利脏腑，退疮肿，定惊痫。"以鸭肉为主材配上荷莲及甘草、黄精、畲药食凉茶等中药材，畲汉融合，口感丰富，具有养阴生津、健脾和胃、固精补气等多重功效，不失为一道养生膳食佳品。

适宜人群及时令：适合亚健康人群；全年。

不适宜人群：婴幼儿及急性病期患者。

有诗为证："处州白莲干荷花，甘草黄精加畲药。荷莲一身均为宝，养生鸭子上乘肴。"

（2）杜叶鹌鹑蛋：主料为鹌鹑蛋，加上适量中药材杜仲叶、铁皮石斛进行科学配伍，并加入适量调料烹制而成。药膳特点：杜仲叶香气入味，铁皮石斛甘甜可口，鹌鹑蛋鲜嫩。鹌鹑蛋可补气益血、强筋壮骨，为"蛋中之人参"；杜仲叶性温、味辛，有补肝肾、强筋骨的作用；铁皮石斛具有滋阴生津、健脾和胃的功效。

适宜人群及时令：适合亚健康人群、病后调养人群，建议每次成人食用 3 ～ 4 只即可，儿童 2 只；全年。

不适宜人群：无。

有诗为证："铁皮石斛杜仲叶，生姜老抽味极鲜。良药自古数杜叶，天然补品鹌鹑蛋。"

（3）好溪鳜鱼养生煲：主材选自瓯江源头之好溪鳜鱼，其肉质鲜嫩，味道鲜美，营养丰富，加入适量黄芪、百合、白果等药食两用之品与适量调料经多道制作工序烹饪而成。鱼香纯净，质感鲜明，鱼肉酥嫩、汤汁晶莹鲜滑。具有益气健脾、养阴润肺之功效。

适宜人群及时令：健康人群、亚健康人群；秋季。

不适宜人群：无。

有诗为证："瓯江源头有好溪，山高水长鳜鱼美。好溪鳜鱼养生煲，中华药膳看丽水。"

（倪京丽、时晔）

第八章

“治未病”特色思想及体质健康处方

“治未病”是中医特色的疾病预防原则，也是中医防治疾病的重点内容。早在《黄帝内经》中就提出了“治未病”的疾病预防思想，强调“防患于未然”。《黄帝内经·素问·四气调神大论》中言：“圣人不治已病治未病；不治已乱治未乱……夫病已成而后药之，乱已成而后治之，譬犹渴而穿井，斗而铸锥，不亦晚乎。”中医所言“治未病”包含“未病先防”和“既病防变”两部分内容。

一、“治未病”特色思想

“治未病”的实践离不开中医体质的辨识。体质是人类个体在形态结构和功能活动方面所固有的、相对稳定的特性，这种特性由先天禀赋决定，并受后天因素影响而形成，同时与心理性格有关。即一个人的体质与父母先天所赋及后天的生活环境、饮食习惯、作息及其他因素有关。

所谓“一方水土养一方人”，不同地域、性格及生活环境下的人在中医上常表现出不同的体质偏颇。王琦院士将人的体质分为九种：平和质、气虚质、阴虚质、阳虚质、气郁质、痰湿质、湿热质、血瘀质及特禀质。浙江省西南部以中山为主，间有低山、丘陵和山间谷地，东北部以低山为主，间有中山及河谷盆地。而丽水位于浙江省西南部，其气候属于亚热带季风气候带，由于在区位上临近东海海域，受海洋季风影响较大，也具有亚热带海洋性季风气候的特征，同时，丽水地势起伏显著，具有山地立体气候的特点。亚热带季风与山地的共同作用，使丽水的气候总体特征体现为“四季分明、冬暖春早，降水丰沛，雨热同步，垂直气候、类型多样”的特点。

笔者立足于浙西南地区，依据当地的地域气候等因素，根据九种体质理论对浙西南地区的人群进行体质辨识研究，并使用红外线体质辨识技术结合中医四诊，经过长期的临床实践，总结出丽水地区人群的体质特点。

丽水地区的人群在疾病发生时普遍以“寒热错杂”为病理特点，可表现为“上热下寒”“表寒里热”等病理表现，临床上常以内外表里不一的临床表现为主，如饮食贪凉易腹泻、腹痛，表现为脾胃虚寒，而饮食温热又易出现口舌生疮、咽喉肿痛、心烦欲呕等心胃热盛证之象。又如以畏寒、咳嗽、体痛、鼻塞流涕为主诉的患者求诊，结合红外线体质检查一派热象，兼夹胃脘嘈杂、口渴津伤、大便热结。寒热错杂之人在日常生活中易受多种病理因素的影响，加剧阴阳失调而致病。体质虽有偏颇，但并非病理的异常状态，故在日常生活中，可以根据不同体质的特点及相关疾病的易感性在作息、饮食、运动等多方面进行针对性的“纠偏”调节，可以参考以下建议。

（1）气虚质：宜适当增加运动量（可在日光充足时锻炼），不主张剧烈运动，以防壮火食气；饮食方面宜清淡温补，可用山药、莲子、芡实、羊肉、杂粮、桂圆、猪肉、鸡蛋等，药膳可配西洋参、黄芪等；经络按摩：足阳明经、足少阴经、足太阴经。如气虚又兼血瘀，则可在运动时以舒展为主，无须追求高强度、高难度，可选择慢跑、阴瑜伽，避免过度用眼，不宜晚睡。

（2）阴虚质：宜静勿燥，宜静坐，可练习普拉提等有氧运动；勿熬夜，晚 11 点前入睡；饮食方面宜用黑木耳、白木耳、黑芝麻、山药、肉、奶等滋阴之品，忌辛辣、烟酒，药膳可配天麻、西洋参、石斛、百合、石斛花、黄精等；经络按摩：足三阴经、足少阴经、足少阳经。

（3）阳虚质：宜适当增加运动量，太阳足、阳气盛之时运动，不宜夜跑及晨练；饮食少用生冷、寒凉、肥甘厚腻之品，宜温补、清补，可少量饮酒，可进食羊肉，药膳可配红参、黄芪、肉桂、姜；宜温灸，经络按摩：足阳明经、足少阳经、足太阴经。

（4）湿热质：宜适当增加运动，不宜久坐，餐后适当运动助脾胃运化；饮食禁忌辛辣、发物、肥甘厚腻之品，少甜食，多食杂粮，药膳可配茯苓、白术、豆蔻等运脾燥湿之品；应保持心情舒畅，不宜多思忧虑，避暑气，保持大便通畅；经络按摩：足太阴经、足阳明经。

（5）气郁质：宜调畅情志、增加户外运动，避免独处多思；饮食方面少用动物脂肪、生鱼等肥甘厚腻及生冷之品，药膳可选白萝卜鲫鱼汤；可用辛散药物助气运行，家中常备逍遥丸，可在情绪不稳时服用；经络按摩：足厥阴经、手厥阴经、足少阳经，其中太冲穴、内关穴可揉。

（6）血瘀质：宜适当运动，勿晨跑；饮食方面注意少寒多温通，适当少量饮酒，可用三七、丹参、当归制作药膳或代茶饮；多舒展肢体，调畅情志；经络按摩：足阳明经、足少阳经、足少阴经。

（7）痰湿质：运动宜在阳气充足之时，避免大汗、过劳；控制饮食，勿食肥甘厚腻、酒及生冷之品，药膳可用薏苡仁、茯苓、白术等健脾燥湿之品，配合砂仁、陈皮运脾理气；少涉足潮湿之地，注意保暖，调适情志，保持心情舒畅；可适当艾灸、温针灸，经络按摩：足太阴经、足阳明经、手太阳经。

（8）特禀质：起居宜远离有害物质及易致敏物质，保持室内卫生，季节更替或气温骤变时注意调适，春季减少室外活动时间，切勿剧烈运动，注意休息；饮食宜以平和、清淡为主，减少异种蛋白的摄入，减少进食易致敏食物、辛辣及腥膻之品，药膳可选用黄芪、白术、防风、乌梅、桑叶等；经络按摩：手太阴经、足阳明经、足太阴经。

（9）平和质：该体质人群身体健壮，性格随和，对外界适应能力强，平素少生病。在饮食中应五味调和，不要偏食，可根据四季气候特征调补。春季可多食应季蔬菜，如笋、韭菜、荠菜等宣透阳气，但慎食辛辣；夏季可进食绿豆、冬瓜、新鲜瓜果等清凉解暑之物，减少厚味之品，但不宜贪凉，不宜过食；长夏可予莲子、薏苡仁、扁豆、丝瓜等避免暑湿内生，勿食滋腻碍胃之品；秋季可予沙参、禽肉等滋润护阴，蜂蜜、桑葚等生津甘凉之品亦可；冬季可牛羊肉、姜、胡椒、温酒、糯米等温里散寒。经络按摩：足阳明经。

二、体质健康处方

在疾病的治疗方面，不同体质的患者有不同的发病倾向及疾病转归，所以临床上不同体质患者的处方也不尽相同。倪京丽在临床中擅长使用中药汤剂辨证施治，根据其擅长及疾病类型可以总结为肝系疾病、心脑系疾病及胃系疾病三部分。肝系疾病注重清利湿热药与理气健脾药的配伍，常用药物有虎杖、六月雪、白毛藤、白花蛇舌草、垂盆草、黄芩、黄连、柴胡、佛手、枳壳、豆蔻等；心脑系疾病注重清心火、祛痰邪、通经络、安心神的治法，常用药物有焦栀子、莲子心、黄连、百合、知母、半夏、竹茹、芦根、红景天、绞股蓝、桂枝、桑枝、穞豆衣、夜交藤、淮小麦等；胃系疾病则以顾护中焦脾胃、理气运脾化湿、通腑泄热为主，常用药物有白术、薏苡仁、厚朴花、莱菔子、土茯苓、郁李仁、泽泻、绞股蓝、火麻仁等。

同时，针对不同体质的患者，在用药治疗的基础上，还应高度重视日常生活的调理，包括个性化的“健康处方”，旨在提供除药物治疗以外的饮食建议、运动指导和康养方案。倪京丽在长期的临证过程中根据体质学说、丽水地区地域、文化特点及特色饮食习惯等总结了不同体质的健康处方，在疾病预防及体质调护等方面收效良好。

三、医案及健康处方举例

1. 肝着案

胡某，男，28 岁。

初诊：2021 年 11 月 25 日。

主诉：发现转氨酶升高 9 年余。

病史及诊疗过程：患者 9 年余前无明显诱因下体检发现转氨酶轻度升高，谷丙转氨酶与谷草转氨酶在 100 U/L 左右，外院就诊多年，排除各型肝炎、酒精性肝病、药物性肝损害、中毒等疾病，免疫相关检测有异常（具体不详）。其间未规律记录转氨酶的变化，未恢复正常。平素作息不规律，常熬夜，饮食饥饱不定，易乏力，胃纳欠佳，二便调，夜寐不安、易醒，舌红、苔薄白、边有齿痕，脉沉细。既往有慢性胃炎病史，平素胃脘时有不适，无嗳气、反酸及腹痛，未治疗。

辨证分析：本病属中医“肝着”范畴，属湿热内蕴证。患者平素肝气不舒，影响脾胃运化，复因饮食不节，加剧脾脏损伤，以致脾失健运，湿浊内生化热，三焦闭阻，肝胆气机不畅，以失其用，故见转氨酶升高。舌脉均符合此证。

西医诊断：自身免疫性肝炎（？）。

中医诊断：肝着——湿热内蕴证。

治法：清热利湿，健脾和胃。

处方：蒸五味子 5 g，银柴胡 12 g，败酱草 15 g，垂盆草 20 g，薏苡仁 30 g，炒麦芽 12 g，佛手 10 g，矮地茶 15 g，焦栀子 10 g，姜黄 9 g，白毛藤 10 g，郁金 12 g，六月雪 15 g，白茅根 20 g，虎杖 20 g，生白术 30 g，水牛角 30 g，赤芍 10 g，酒五灵脂 10 g，白花蛇舌草 10 g。

煎服法：上药 7 剂，水煎 400 mL，分早、晚温服。

叶天士言治肝之法“无非治用治体”。本案患者病情虽轻，但转氨酶升高积年不降，肝用有失，故以清肝疏泄之法，同时注重顾护脾胃，防止疏泄太过以伤肝阳。

健康处方：

（1）建议患者适当运动，不宜久坐，避免晨练及夜跑，可跑步、打球类、练八段锦等，强度依据自身适量增加，运动后擦干汗，避免涉足潮湿之地。

（2）饮食禁辛辣、烟酒、发物、肥甘厚腻及生冷之品，少食甜食，多食杂粮，如薏苡仁、花生、红豆、红米等。三餐建议：早餐可食八宝粥补充碳水，水煮鸡蛋 2 枚，少许青菜佐餐；午餐可食精肉、河鱼、泥鳅、蔬菜等，烹饪应少油、少盐，少炭烤、少油炸，主食可食杂粮米饭或面食，不宜过饱；晚餐可予红豆薏米排骨汤、冬瓜鲫鱼豆腐汤，以青菜为主，主食以易消化的食物为主，少食芋头、糯米、糍粑等。茶饮可予桑叶、菊花、茯苓、红豆适量煮水代茶饮。

（3）起居有节，勿熬夜，保证晚上 11 点前入睡，睡前 2 小时勿进食及剧烈活动，应保持心情舒畅，不宜多思忧虑。

二诊：转氨酶降至正常。守原方继续服用 7 剂，继续使用健康处方调适。

2. 肥胖病案

叶某，女，44 岁。

初诊：2022 年 6 月 25 日。

主诉：乏力伴体重增长 1 年余。

病史及诊疗过程：1 年前无明显诱因出现乏力倦怠，眠尚可，大便黏腻不爽，饮食不节，喜肥甘厚味，纳食多，1 年间体重增长 20 kg，现身高 157 cm，体重 90 kg，体重指数 36 kg/m^2，末次月经时间为 2022 年 6 月 4 日，量可，血压多次测量均升高，约 140/90 mmHg，近期发现餐后血糖水平为 12 mmol/L 左右，口淡，溲利，舌淡、苔白腻、舌下脉络迂曲，脉滑。既往无疾病史。

辨证分析：肥胖体型按中医理论一般多呈阳虚或阴阳俱盛，病证则多有阳虚趋势，具有“多湿、多痰、多寒、多脾肾阳虚”等表现。患者平素喜食肥甘厚味，易阻遏阳气，使湿邪浊阴内生，则为肥胖，湿邪困脾，阳气不足，则乏力，湿邪阻止，则大便湿黏不爽，舌脉均为脾虚痰湿之象。

西医诊断：①肥胖；②高血压；③血糖升高。

中医诊断：肥胖病——脾虚痰湿证。

治法：健脾利湿，化浊降脂。

处方：明党参 15 g，土茯苓 15 g，蒲公英 30 g，郁李仁 10 g，芦根 30 g，泽泻 15 g，炒白术 10 g，麻黄 5 g，陈皮 6 g，薏苡仁 30 g，厚朴花 15 g，炒莱菔子 30 g，黄连 6 g，吴茱萸 3 g，绞股蓝 15 g，益母草 20 g，决明子 30 g，炒火麻仁 15 g。

上药 7 剂，水煎 400 mL，分早、晚温服。在遣方用药时应健脾祛湿、温中燥湿、渗水利湿，更要兼顾六腑的通降，促进大便排泄，可以良好地控制患者体重，抑制因肥胖继发的相关疾病的发生。

健康处方：

（1）建议适当运动，适宜在上午 9—11 时或下午 3—5 时阳气充足之时运动，宜以有氧运动为主，强度适中，循序渐进，适应后可增加强度，避免大汗，运动后擦干汗水，勿贪冷饮及冷水沐浴，注意保暖，避免空腹无氧运动。

（2）饮食上戒肥甘厚腻及生冷、油炸食物，勿暴饮暴食，减少碳水摄入，饮食少油少盐，多食蔬菜、粗粮，水果建议选择低糖的圣女果，青瓜等。三餐建议：早餐可食杂粮粥（红豆、薏苡仁、茯苓、花生、红米、粳米、核桃等，可用木糖醇），水煮鸡蛋 2 枚或鸡胸肉少许，少许青菜佐餐（勿食腌制酱菜）；午餐可食精肉、河鱼、羊肉、家禽、蔬菜等，烹饪应少油、少盐，少炭烤、少油炸，调味可微辣，主食可食杂粮米饭或面食，7 分饱即可，食后温水漱口，饭后不宜坐卧；

晚餐可食汤羹，如当归白术羊肉汤、芡实玉米羹、鱼汤，佐青菜，主食以蒸红薯、山药等为主。

（3）胃脘不适可艾灸、温针灸，穴位可选神阙、天枢、上巨虚、足三里等。大便黏腻可穴位贴敷，予五倍子研磨成末，用醋调后敷神阙即可，每日贴 4 小时左右。

（4）起居有节，勿晨练及熬夜，睡前 2 小时勿进食，居室温暖，应保持心情舒畅，不宜多思忧虑。

（5）茶饮处方：本患者血糖、血压水平升高，形体肥胖，自拟“双黄降糖降脂饮”可用于糖尿病、高脂血症患者的日常养生保健茶饮，能促进血脂的代谢，同时对控制血糖、肥胖具有良好的辅助作用。

用药：黄芪 3 g，黄精 3 g，桑叶 3 g，芦根 6 g，食凉茶 1 g。

功效：益气养阴，生津止渴。

用法：煎汤代茶饮，一日可多次，随喝随添水，直至味淡色白。

【按语】黄芪味甘，性微温，归脾、肺经，具有补气健脾、益卫固表、利尿消肿之功效，现代药理研究表明，黄芪具有调节血糖的双向作用，还可以提高机体免疫力；黄精味甘，性平，归脾、肺、肾经，可补气养阴、健脾、润肺、益肾，现代药理研究表明，黄精不仅能增加冠脉血流量、降压，还有降脂、降糖的功效。黄芪与黄精合用，益气养阴功著。桑叶味甘、苦，性寒，归肺、肝经，具有清肺润燥、清肝平肝之功效，并且对多种原因引起的血糖升高均有降糖作用，动物实验研究表明，桑叶所含有的蜕皮甾酮能促进葡萄糖转化成糖原，但不影响正常动物的血糖，同时蜕皮激素还能降低胆固醇，降低血脂；芦根味甘，性寒，归肺、胃经，有泄热生津、除烦止呕等功效，同时具有降血糖功效；食凉茶是本地著名畲族药材，具有解热、抗炎、祛痰、降脂、增强免疫功能等功效。上五味多甘味，寒温并用，益气生津，降糖降脂，平时饮用代茶饮，尤其是对高脂、高糖患者，具有良好的保健功效，且气味馨香易于接受。此茶饮三年来在丽水市中医院内分泌科病区及门诊推广，患者在病区规范治疗的同时配合茶饮协同调理疗效确切，门诊患者协同中药调理作用良好，广受好评。

（倪京丽、董艳玉、郑勇飞、陈伟、吴俏）

第九章

畲族医药研究及临床应用经验

铜丝藤根为海金沙科植物海金沙［Lygodium japonicum（Thunb.）Sw.］的干燥根及根茎。《中华本草》《中医药大辞典》《贵州民间方药集》等对铜丝藤根俱有收载，其具有清热解毒、利湿消肿的功效，主治肺炎、乙型脑炎、急性胃肠炎、黄疸型肝炎、湿热肿满、淋病，附方可治疗肺炎、乙型脑炎、急性胃肠炎、传染性肝炎、乳痈、小儿脱肛、腮腺炎等。铜丝藤根地上部分的孢子即常用品种海金沙，具有清热利湿、通淋止痛的功效，主治热淋、砂淋、血淋、膏淋、尿道涩痛等。

倪京丽发现铜丝藤根若想在临床全面推广并纳入国家标准，需要解决3个关键问题。首先是真伪鉴别。铜丝藤根为蕨类植物，与其相近的品种还有海南海金沙根、曲轴海金沙根、狭叶海金沙根及石松根等，由于蕨类植物大多性状相似，尤其是根及根茎无明显差异，给铜丝藤根的鉴别带来了困难。其次是药效成分不明确。铜丝藤根为宝贵的畲药资源，学者们对其研究较少，仅有少数学者对其进行了成分分离，分离出相关成分的药效学基础尚不明确，药理实验尚未开展，给铜丝藤根临床疗效的作用基础研究带来了困难。最后是质量标准空缺。由于铜丝藤根化学成分研究的缺乏，无法根据活性成分制定相应的质控标准，铜丝藤根的指纹图谱、有效成分的含量测定等工作尚未开展，对铜丝藤根纳入国家标准造成困难。为了铜丝藤根的进一步开发应用，有必要对上述问题进行系统解析。

倪京丽认为对铜丝藤根与混伪品进行准确鉴定，分离筛选其主要药效成分，建立简便有效的指纹图谱检测方法，有利于确定铜丝藤根的临床用药基原、明确临床疗效及作用机制、制定铜丝藤根的质量标准。研究结果对于铜丝藤根的临床推广应用，扩大其药用资源具有重要的意义。

倪京丽针对铜丝藤根与骨关节炎细胞模型的抗炎活性研究发现，在13种化合物中，有9种表现出了较明显的抗炎活性，其中化合物1 ~ 8在低浓度时，其抗炎活性优于阳性药。6-羟基-2-异丙基-7-甲基-1.4-萘醌的抗炎活性较佳，其对炎症细胞的保护作用呈现剂量依赖性，在浓度为10 μM时细胞存活率可达（85.22 ± 4.62）%。原儿茶醛抗炎活性次之，其浓度为1 μM时细胞存活率最高可达（77.15 ± 3.96）%。原儿茶醛还能通过抑制MAPK信号通路降低TNF-α、IL-6、IL-1β等炎症因子的水平，具有较好的抗炎活性，这与本研究结果一致。（E）-3,4-二羟基苯亚甲基丙酮的抗炎活性优于阳性药组，与模型组比较差异有统计学意义，前期研究表明，具有苯亚甲基丙酮的一类化合物（E）-3,4-二羟基苯亚甲基丙酮与对羟基亚苄基丙酮可抑制破骨细胞产生、促进成骨细胞生成，是一类潜在的治疗骨质疏松类药物，本工作首次发现这类化合物具有抗炎活性。3-氯-4-羟基苯甲酸是一个较为少见的卤素取代的化合物，其生理活性尚未见报道。本工作发现化合物3-氯-4-羟基苯甲酸能够显著提高IL-1β干预后细胞存活率，且对SW1353的细胞增殖活性优于阳性药物多西环素。山柰酚-3-O-芸香糖苷具有较好的抗炎活性，在浓度为0.1 μM时细胞存活率最高（77.93 ± 2.99）%，其抗炎机制可能与NF-κB/MAPK信号通路有关。4-甲氧基-6-（3',4'-二羟基苯乙烯基）-2-吡喃对IL-1β干预后的细胞保护作用较弱，但是与其结构相似的多酚类化合物具有抗氧化、抗炎、细胞保护等多种生物活性，同时是一种蛋白激酶C-β抑制剂，且具有较好的抗癌活性，在以后的研究中，可对其抗癌活性进行深入研究。

骨关节炎的微环境以 MMP-13 过表达为标志，以 MMP-13 为评价指标可以有效评估单体化合物对骨关节炎的抗炎活性。本工作在 CCK8 实验的基础上，对初步筛选出的在炎症干扰下对软骨细胞具有保护作用的化合物，进行了细胞共培养和 ELISA 检测，结果表明原儿茶醛、（E）-3,4- 二羟基苯亚甲基丙酮、3- 氯 -4- 羟基苯甲酸、对羟基亚苄基丙酮可以显著降低 MMP-13 的含量，说明该 4 种单体化合物是抗骨关节炎的潜在药效成分，也是铜丝藤根中应该关注的重要指标。

同时倪京丽认为慢性乙肝在畲医中属“肝痧”“肝积”等范畴。中医学认为，肝藏血，主疏泄，“人卧则血归于肝”，许叔微云：“平人肝不受邪，故卧则魂归于肝，神静而得寐。今肝有邪，魂不得归，是以卧则魂扬若离体也”，由此说明肝脏与睡眠存在密切联系。本病是由湿热毒邪侵袭，加之病久忧思过甚，肝失疏泄，气机瘀滞，气郁日久，化火伤阴，肝血亏耗，心神失养，肝气横逆，乘脾犯胃，脾气虚弱，运化失职，血不养心，发为不寐。病机总以肝郁脾虚、心脾失养，兼有虚热内扰为主。

畲药组方铜花柔肝宁神饮：铜丝藤根、六月雪（千年勿大）、白花蛇舌草（二叶葎）、炒白扁豆、蒲公英、芦根、薏苡仁、淮小麦、百合各 20 g，明党参、茯神、槐花、泽泻各 15 g，生白术、生白芍各 12 g，合欢皮、香附各 10 g，佛手 6 g，水煎，每日 1 剂，分 2 次服。肝火犯胃者，加黄连、吴茱萸；肝胃气滞者，加甘松、陈皮；胁肋隐痛不舒者，加郁金、延胡索；乏力倦怠者，加黄芪、太子参等，随证加减。

铜花柔肝宁神饮根据畲医理论组方，方中畲药铜丝藤根具有清热解毒、利湿消肿的功效，治疗黄疸型肝炎、传染性肝炎黄疸（溶血性）等效果显著；槐花清肝泻火、凉血宁神，与茯神作为经验药对，清肝宁心、安君相两火；白花蛇舌草、六月雪助铜丝藤根增强清热解毒利湿之效，为畲医治疗肝炎、黄疸等常用药物；蒲公英清热解毒、消痈散结；泽泻利湿清热；生白芍养阴柔肝；明党参平肝解毒、养阴和胃；佛手、香附疏肝和胃、理气解郁；炒白扁豆健脾化湿；生白术、薏苡仁健脾补中；芦根清热生津、除烦止呕；合欢皮疏肝解郁、宁心安神；淮小麦缓肝养心；百合、茯神清心安神。合之，共奏疏肝健脾、清热化湿、和胃安神之效。

同样，倪京丽认为代谢相关脂肪性肝病，旧称非酒精性脂肪性肝病，是以肝细胞脂肪变性和脂肪贮积为特征的临床病理综合征。

虽然畲医药对代谢相关脂肪性肝病未有明确记载，但根据本病的临床表现，畲医将其归于“疳积”“痧证”等范畴，广义之疳积泛指风、寒、痧、食等因素而引起的诸多杂病的总称，畲医统称为疳积病。畲医认为，“疳者甘也”，“甘”为甘甜厚食之解，“疳”为病因，“积”为病机。畲医认为，“百病皆由疳而起，百病皆由积而成”“积滞不通，百病而生”。雷后兴医师等整理大量文献研究后，提出将“疳积”分为“气积”“痰积”“血积”等，认为该病为过食肥甘厚腻之品，或病久不愈，耗损胃气，运化失职，血运不畅，邪气积滞而成。治疗上多采用解毒通利法，将毒邪排出体外。同时，畲医认为用药应因人、因地、因时而灵活变通，“依法而动”

才能攻补得当，药到病除，体现了辨证论治及个体化的用药原则。

倪京丽针对脂肪肝的畲药选方铜梅合剂根据畲医理论组方，以食凉茶（柳叶蜡梅、山蜡梅叶）及铜丝藤根为主的多种药物配伍而成。

食凉茶为蜡梅科植物柳叶蜡梅或浙江蜡梅的干燥叶，被畲族民间称为“畲家圣火令”，为常用畲药，富含槲皮素、黄酮类、生物碱等多种有效活性成分，具消食化积、助运减肥、消脂降压、清热解毒、抗菌、抗病毒等作用。现代实验研究显示，食凉茶能减缓小鼠的体重增长、抑制食欲，具有减肥之功效。铜丝藤根清热解毒、利湿消肿，对临床多种肝病，如黄疸型肝炎、传染性肝炎、湿热肿满等效果显著。该方在临床使用多年，方中主要药物前期在院内已开展多项单药成分及机制研究。

（倪京丽、林娜、时晔）

第十章

处州陈无择学术思想研究

一、陈无择运气十六方

《三因极一病证方论》是宋朝时期著名的医学家陈无择（陈言）的著作，书中主要从疾病的病因入手，提出对应的证方治疗，是我国中医历史上最有名的医学著作之一，其中在关于五运六气的论述中，详细提出了具体的方证治则，对五运六气的临床应用提供了可行的实践思路。咳嗽一证多见于外感，或外感后内伤，一般而言，经方或时方在辨证准确的情况下都能快速治愈，然而在临床中病因总是千变万化。倪京丽工作室团队在临床应用中仔细观察后发现，根据五运六气理论运用运气方，效果更佳，能更快地为患者解除痛苦。工作室团队根据临床实践中具体病例和年度的运气相对应，使用五运六气方在临床疾病证治应用上偶有心得，举隅如下。

1. 静顺汤案例

患者为老年女性，年近 70 岁，平素有心脏病病史，持续服药。2018 年 11 月，无明显诱因突发咽痒、咳嗽 1 个月，伴有下肢冰冷，背冷，抽筋，口不渴，双手不由自主地抖动，心慌、胃口一般，精神可，无畏寒发热，无头疼、鼻塞，心中热，腹中隐隐痛，大便偏软，舌红、苔中白厚腻，脉细沉。肺部 CT 未见异常，血象正常，白天、夜间均有咳嗽，无痰。证属厥阴、少阴、太阴、太阳，戊戌年，太阳司天，太阴在泉，给予静顺汤和乌梅丸加吴茱萸合用，温化寒湿，调和阴阳。

处方：茯苓、木瓜各 20 g，附片 5 g，干姜、炙甘草、防风、牛膝、诃子各 5 g，乌梅 20 g，黄连、黄柏各 6 g，花椒、细辛各 3 g，太子参、当归各 10 g，吴茱萸 2 g。5 剂，水煎服。

复诊自述，服药 3 剂后症状基本消失，多年的双手不由自主抖动和心慌也好转，因患者年老，阳气不足，去除乌梅丸，给予静顺汤原方 5 剂以温养少阴、太阴之阳气善后。

【按语】要运用《三因极一病证方论》中的五运六气方，就需要弄明白方剂本身所针对的证。本案处戊戌年，太阳司天，太阴在泉，寒湿偏盛，故而针对寒伤阳，湿气伤下焦，给出静顺汤。静顺汤是专门温补中下焦阳气，去除寒湿的方剂，与经方真武汤相似，但是较之真武汤温和，尤其适于阳气衰弱的老年人。本案患者在下焦阳虚寒湿偏重的基础上存在上下寒热不调的情况，故而加用乌梅丸从太阴、少阴、厥阴三阴经证入手，同时患者平素心脏不好，故而加用吴茱萸，有鸡鸣散之意，防止寒湿上攻心阳，同时方中乌梅、茯苓、干姜、细辛、诃子均有化寒湿治咳嗽的作用。

2. 白术厚朴汤案

患者为中年女性，2019 年 1 月因有呕吐伴腹痛、腹泻后，出现咳嗽 10 天，痰白色、能咳出，无畏寒发热，腹不适，胃口减退，口不干，不喜饮水，大便日 1 次、偏软，舌红、苔白腻，脉弦，血常规等检查均正常，服用抗生素 1 周无效，目前咽痒而咳嗽，晨起明显，夜间也有咳嗽。证属太阴少阳，予白术厚朴汤和半夏厚朴汤合用：白术、厚朴各 20 g，桂枝、青皮、炮姜各 5 g，炙甘草、藿香、姜半夏、紫苏子、茯苓、陈皮、桔梗、苦杏仁、蜜枇杷叶各 10 g。5 剂，水煎服，复诊诸症消失，未再服药。

【按语】《三因极一病证方论》中的白术厚朴汤主要在于

健脾化湿、燥湿。己亥年岁土不及，风气盛行，此方正是针对此种脾虚湿困，风邪气逆的情况。此患者霍乱吐泻后出现咳嗽，舌苔白腻，不喜饮水，即为湿困，当先治脾，以白术厚朴汤为主，给予半夏厚朴汤辅助化痰理气，咳嗽自止。

3. 麦门冬汤案

患者，女，30 岁，2018 年 12 月因咽痛咳嗽半个月，经各种治疗未见好转，伴有胸痛、肩臂痛，咳嗽无痰、干咳，胃口可，眼睑淡，大便 2 天一次，舌红、苔薄，脉弦细，肺部 CT 提示正常。患者证属太阴阳明，津液不足，戊戌年，岁火太过，给予麦门冬汤：麦冬 60 g，竹叶、太子参、甘草、半夏、桑白皮、白芷、紫菀、桔梗各 10 g，生姜、大枣各 5 g，服 3 剂后咳止，胸痛消失，给予吴鞠通经典方沙参麦门冬汤善后调养。

【按语】本案患者眼睑淡，大便 2 天一次，津液不足，符合麦门冬汤的方证。《三因极一病证方论》中的麦门冬汤治“肺经受热……胸胁满，痛连肩背”，主要以经方竹叶石膏汤作为骨干的方剂，没有石膏的寒凉，加入桑白皮、紫菀止咳清肺，白芷散风热，全方以清凉甘润为主，散火热于无形之中。陆懋修在《内经运气病释》中提出：“岁火太过，炎暑流行，肺金受侮”。麦冬养肺阴，太子参养肺气，救金抑火，另紫菀可以止咽痛。

4. 敷和汤案

患者，女，15 岁，2019 年 2 月来诊。咳嗽半个月，伴有两侧肋痛，咽痛咽痒，鼻子痒，伴有过敏性皮炎，皮肤瘙痒，睡眠差，眼睑淡，唇干，大便偏干，胃口一般，舌红、苔薄白，脉细。家长拒绝检查 CT，服用 2 种抗生素联合治疗 1 周无效，证属太阴、阳明、太阳，津血不足，风邪偏盛，治风当治血，血行风自灭，给予敷和汤合当归赤小豆汤加百合、地黄：姜半夏、茯苓、炙甘草、酸枣仁各 10 g，五味子、干姜、枳实、青皮、诃子、大枣各 5 g，当归 10 g，赤小豆 20 g，百合、地黄各 15 g。3 剂咳止，皮炎也愈，眠好转。

【按语】《三因极一病证方论》中的敷和汤，病机在于风火燥热，全方作用在于抑肝扶脾固金，本案在于己亥年，厥阴司天，少阳在泉，风火相加，患者平素津血不足，睡眠欠佳，眼睑淡、唇干，大便偏干，又遇风热，治疗当以敷和汤为主，但是本方在此处养血生津的作用偏弱，是以加入百合、地黄补充津血，当归、赤小豆针对血虚的皮肤瘙痒有效，是以加用。

综上所述，《三因极一病证方论》中的五运六气方是中医历史上针对运气学说实践运用的巨大进步，对于学者理解五运六气学说有重要意义，是理论结合临床实际的创举。然而，临床病例常常变化万端，患者不会按照书本生病，是以在实际应用上应实事求是，以临床实际为主，单纯运气方如果不能完全解决问题，就要适当合用其他方剂，不能完全迷信于书。陈无择的运气方为中医学打开了一扇特别的大门，使得中医在“治未病”和治疗时令疾病、传染疫病上有更大的发展可能。

二、《三因极一病证方论》中的运气司天理论研究

倪京丽对于陈无择的学术思想有着较为深刻的研究，尤其是时下流行的运气司天方。五运六气学说是中医历史上一个饱

受争议的学说，因为后人认为运气七篇是由唐太医王冰整理后加入《黄帝内经》中，认为运气学说是后人杜撰的，尤其在当今中医界，很多医师对于五运六气学说持怀疑态度，既不愿认真拜读王冰所注的《黄帝内经》，又缺乏在临床实践中验证其价值的意愿，尤其是受到西方科学思维方式的影响，视五运六气学说是封建迷信的人依然不在少数。对于中医的理论，倪京丽始终认为，所有能指导中医临床实践，并能使中医在临床中收获良好疗效的理论都是宝贵的财富，应毫不犹豫地接纳并反复思考理解，而非在一无所知的情况下盲目站队，这种思想不可取。有容乃大，中医只有不断吸收各种新的先进事物和观点，为己所用，不断地进化、强大，解决世间各种疾病，才能永久流传。

倪京丽认为，历史上五运六气学说在《黄帝内经》中已经被介绍地很详细，然而后世许多医家之所以怀疑运气学说的真伪就在于没有足够临床方剂的运用，而陈无择的《三因极一病证方论》就非常仔细地考虑到了天、地、人的关系，针对运气学说进行了实践的创作，“五运时气民病证治”篇中首次提出了针对五运六气的方剂，并根据相应的病证提出了对应的方剂，是完整的运气方证。这就是运气的“司天在泉”方。

在陈无择的著作中，“五运时气民病证治”一篇主要针对的是五运的太过与不及导致对应体质特殊的人群出现的相应症状，以及对应的方证和方剂。比如“凡遇六戊年，赫曦之纪，岁火太过，炎暑流行，肺金受邪，民病疟，少气咳喘，血溢泄泻，嗌燥耳聋，中热，肩背热甚，胸中痛，胁支满，背髀并两臂痛，身热骨痛，而为浸淫。为水所复，则反谵妄狂越，咳喘息鸣，血溢泄泻不已；甚则大渊绝者死。”这里主要介绍了在天干戊的年份，一年中主运为火运，天气整天偏向炎热，肺金不足或虚弱的人群就会受影响，这类人会出现气短、咳嗽咽干、耳聋、肩背及胸痛等症，由于世界天地环境改变，中医认为其具有自我修复性，即过于炎热的天气会带来对应的寒湿天气进行干预，在五行里就是火盛，水会复克进行制约。同样，这样的节气改变也会带来对应的人体患病症状，即“反谵妄狂越，咳喘息鸣”。那么针对以上出现的症候群，陈无择给出了陈氏麦门冬汤“麦门冬汤：治肺经受热，上气咳喘，咯血痰壅，嗌干耳聋，泄泻，胸胁满，痛连肩背，两臂膊疼，息高。麦门冬（去心）、香白芷、半夏（汤洗去滑）、竹叶、甘草（炙）、钟乳粉、桑白皮、紫菀（取茸）、人参各等分，上锉散。每服四钱，水盏半，姜两片，枣一枚，煎七分，去滓，食前服。”这是与伤寒论相同格式的方证条文，因此，即使我们抛开运气不谈，只是针对方证，也可以很好地将其应用于临床，尤其是陈无择将其按照火气克金的病因病机进行组方，我们可以将其运用于临床中。

倪京丽认为，如果是戊戌年，按照运气学说，是火运太过的年份，则肺金容易受邪影响。戊戌年恰好遇到一个病例，一个 15 岁的小女孩，初中生，突发胸中痛，能忍耐，没有对应的咳嗽，心脏检查无殊，肺部 CT 也正常，因此其他医师判断为神经痛，但是无法用药解决，只能嘱咐其好好休息，其姑姑正好是我院职工，特带患者来找中医看诊，观其舌脉，舌尖红、苔薄白，脉细、寸部脉独偏滑大，问清楚其未在月经期间（因为生理性的月经也会出现舌尖红赤），因此断定这是心肺有热所致。舌尖属上焦心肺，色红属热，苔薄为气分，脉寸部为上焦心肺反应段，滑大为阳性改变，因此推断这是上热热盛，对应陈氏麦门冬汤，给予麦门冬汤3剂：麦冬30 g，姜半夏9 g，淡竹叶10 g，桑白皮10 g，白芷10 g，紫菀10 g，甘草10 g，太子参10 g，没有钟乳石即不用。3天后反馈胸痛症状已经消失不见，因此不再服药。此案例说明了心肺有热的人可能出现胸痛，与陈无择的“五运时气民病证治”篇中提到的“岁火太过，炎暑流行，肺金受邪，民病疟，少气咳喘，血溢泄泻，嗌燥耳聋，中热，肩背热甚，胸中痛”极为符合，不论天地间运气的变化是否影响此患者出现这种病证出现，单纯从方证入手，心肺上焦有热的方证中就可以选择陈氏麦门冬汤。

倪京丽分析陈氏麦门冬汤与《伤寒杂病论》中麦门冬汤有所相同，又有所不同，相同之处在于陈氏麦门冬汤是从《金匮要略·肺痿篇》中的麦门冬汤延伸出来的，因此二者都有体现“培土生金”法；润燥得宜，滋而不腻，燥不伤津。治疗的方证也有相同之处，《金匮要略 · 肺痿篇》中的麦门冬汤主治“火逆上气，咽喉不利，止逆下气者”《金匮要略方论本义》曰：“火逆上气，挟热气冲也；咽喉不利，肺燥津干也，主之以麦冬，生津润燥，佐以半夏，开其结聚；人参、甘草、粳米、大枣，概施补益于胃土，以资肺金之助，是为肺虚有热津短者立法也。亦所以预救乎肺虚而有热之痿也。”因此二者针对的都是火逆伤肺金的病因病机。二者又有所不同，《金匮要略 · 肺痿篇》的麦门冬汤主要在于滋养，因此其大量使用麦冬反佐少量的半夏加上人参、甘草、粳米等甘味药，主要以恢复津液为主，而陈氏麦门冬汤在前方基础上增加了清心火的淡竹叶、宣理肺气的紫菀、润肺的钟乳石、祛湿的白芷、清肺的桑白皮，扩展了麦门冬汤的作用，不仅可滋养，还可宣肺理肺，兼顾清火邪，其力度介于竹叶石膏汤之间，在临床应用上，倪京丽认为应该结合二者的优势共同应用，即加大麦冬的用量，汲取仲景用药的特色，同时根据方证的变化增补石膏等药物。临床针对火邪偏盛的肺病咳嗽、喘息等均可用之，临床效果反应很好。这只是麦门冬汤的方证举例，还有其他 9 个方剂均可在临床中找到对应的方证。其应用上不必局限于五运六气，完全可以按照方证灵活使用。当然，运气学说可作为中医临证时的一种参考，何种节气容易出现何种病证，这本身就可以作为一种方向性的诊断依据。结合运气节气的变化以对应的方剂治疗对应的方证，这就是中医的特色。因此她常常感悟中医要学习的知识有很多，不能轻易去否定，要吸收其精华，在临证中去解决实际问题才是真正的医学。

（倪京丽、张尊敬、陈海涛）

第十一章

学术研究成果

[1] Jingli N ,Behnam M ,Somayeh G .Chemical Composition, Antimicrobial, Hemolytic, and Antiproliferative Activity of Essential Oils from Ephedra intermedia Schrenk & Mey[J]. Journal of Essential Oil Bearing Plants,2019,22(6):1562-1570.

[2] JINGLI NI, SALLY NEGM, ATTALLA F. EL-KOTT, et al. Panax ginseng leaf aqueous extract mediated green synthesis of AgNPs under ultrasound condition and investigation of its anti-lung adenocarcinoma effects[J]. Open Chemistry,2023,21(1).

[3] 叶世泽, 苏艾华, 倪京丽. 疏肝健脾、清胆祛瘀治疗慢性乙型肝炎30例[J]. 中国中医药科技, 2011, 18(1):49.

[4] 倪京丽, 罗晓风. 自拟化浊理肝汤治疗脂肪肝115例[J]. 中国中医药科技, 2012, 19(2):181-182.

[5] 倪京丽, 张晓芹, 林娜, 等. 海金沙的临床应用及质量控制研究进展[J]. 中华中医药学刊, 2020, 38(9):17-20.

[6] 倪京丽.健肝灵胶囊治疗慢性乙型肝炎155例临床观察[J]. 中华临床医学集成, 1996:47-48.

[7] 程法森, 倪京丽. 人参汤加味治疗慢性腹泻35例[J]. 中国中西医结合脾胃杂志, 1998, 6(3):173.

[8] 倪京丽, 苏艾华. 辨治小儿急性肾小球肾炎85例体会[J]. 中国中医药信息杂志, 2000, 7(8):74-75.

[9] 叶世泽, 苏艾华, 倪京丽.疏肝健脾法治疗消化性溃疡31例[J]. 浙江中西医结合杂志, 2010, 20(12):776.

[10] 叶世泽, 苏艾华, 倪京丽. 活血清胆汤治疗慢性淤胆型肝炎疗效观察[J]. 浙江中医杂志, 2010, 45(11):798.

[11] 倪京丽, 罗晓风. 泻心平胃汤治疗慢性糜烂性胃炎50例[J]. 浙江中医杂志, 2011, 46(11):807.

[12] 倪京丽, 罗晓风, 张尊敬. 中药治疗中暑病60例观察[J]. 心理医生（下）, 2011(6):167.

[13] 倪京丽, 张尊敬, 罗晓风. 中西医结合治疗慢性乙型肝炎108例临床观察[J]. 浙江中医杂志, 2012, 47(1):52-53.

[14] 倪京丽, 罗晓风. 七叶神安分散片治疗原发性失眠症60例[J]. 中国药业, 2012, 21(10):75.

[15] 罗晓风, 倪京丽, 刘笑静. 中西医结合治疗复发性口腔溃疡临床观察[J]. 浙江中西医结合杂志, 2014, 24(9):809-811.

[16] 时晔, 倪京丽. 倪京丽基于红外热成像技术的益肾宁神汤治疗围绝经期失眠经验[J]. 浙江中医杂志, 2019, 54(8):576.

[17] 倪京丽, 时晔. 畲药组方铜花柔肝宁神饮治疗慢性乙型肝炎睡眠障碍的疗效研究[J]. 浙江中医杂志, 2019, 54(9):645.

[18] 倪京丽, 时晔. 基于红外热成像技术的益肾宁神汤治疗围绝经期不寐40例疗效观察[J]. 浙江中医杂志, 2019, 54(11):807.

[19] 李丽乐, 张征宇, 倪京丽. 中药足浴治疗糖尿病胃肠植物神经功能紊乱的临床疗效观察[J]. 中国现代医生, 2019, 57(31):26-29.

[20] 郑勇飞, 倪京丽, 叶益平, 等. 清肺排毒汤治疗新型冠状病毒肺炎验案二则[J]. 浙江中医杂志, 2020, 55(11):854.

[21] 陈海涛, 倪京丽. 小青龙汤加味治疗小儿感冒后咳嗽[J]. 浙江中医杂志, 2021, 56(4):287.

[22] 倪京丽. 基于中医体质辨识及四时养生的饮食干预对胃肠

功能障碍的影响[J]. 新中医, 2021, 53(10):57-59.

[23] 时晔, 倪京丽. 倪京丽运用膏方调治特发性矮身材儿童经验[J]. 浙江中医杂志, 2021, 56(10):719, 769.

[24] 时晔, 陈海涛, 徐夏薇, 等. 倪京丽基于中医红外热成像的体质辨识运用膏方经验[J]. 浙江中医杂志, 2022, 57(8):569.

[25] 时晔, 罗晓风, 倪京丽, 等. 畲药验方铜梅合剂治疗代谢相关脂肪性肝病40例疗效观察[J]. 浙江中医杂志, 2024, 59(6):521-522.

截至2024年7月

第十二章

倪京丽医话事迹选

1. 金玥跟师心得

今年是倪老师从医的第43个年头，她从来都是兢兢业业，心系患者，每天有琢磨不完的病例，不顾因长期劳累造成的眼疾，依旧深夜查阅各种资料解决临床难题。疫情防控期间，她作为一名中医人，当仁不让地冲在防疫一线，研制出防感方，并为国外旅居华侨提供中医咨询，为确诊患者辨证施治。她有着那一辈中医人独有的坚守和执着，也正是这份坚守和执着，让吾辈中医人更加奋发向上。

倪老师擅长治疗疑难杂症。一名产后患者因虚汗，自觉关节怕冷，尤以双膝关节为甚，即便在夏天也因怕冷只能裹着外套，辗转于丽水多家医院，求诊于多位知名的中医，治疗以温阳益气敛汗为主，服用半年多的中药后病情未见好转，反而日益加重，后至倪老师处就诊。倪老师根据该患者的中医体质辨识遣药处方，5剂中药后，该患者的怕冷症状有明显改善，后经过逐步调养，已经完全恢复正常。

还有一对结婚多年未受孕的夫妻，因单位同事介绍，前来就诊。之前这对夫妻也一直吃中药，方子大多以补益肝肾、温阳为主，但效果不彰，后倪老师经过望、闻、问、切四诊合参后另辟蹊径，开具处方，并提醒男方心气不足，不宜过早起床晨练。另外，结合夫妻双方不同的中医体质，给出了生活、饮食、起居方面的建议，经过两个多月的调养，女方终于怀孕。

倪老师的诊室总是门庭若市，患者络绎不绝。他们中不仅有内科和妇科疾病的患者，还有许多家长带着孩子前来，这些孩子或因生长发育迟缓，或因感冒发热，或因久咳不愈而求诊。有的患者是经由同事介绍而来，有的则是全家从庆元远道驱车专程拜访。更有甚者，是追随倪老师医术长达四十余年的老患者，他们无一不是冲着倪老师药到病除的神奇疗效而来。

倪老师看病事无巨细，开完方子一定要交代每个患者需要注意的事项，根据中医体质辨识为患者量身定制饮食起居方面的调养建议，充分体现了中医“不治已病治未病”的精髓。

倪老师的记性出奇的好，每位就诊患者只要一进诊室，她便能知晓是不是初次前来，甚至能回忆起就诊时间、大致病情及处方用药，令我们这些跟随学习的学生都自惭形秽。倪老师对待我们这些跟随在她身边抄方的“小朋友”（倪老师一直亲切地称呼我们为小朋友）关怀备至。很多时候因为就诊患者众多，直至下午 1 点才结束工作，这时早已过了吃午饭的时间，倪老师总会贴心地准备一些小点心给我们充饥。更令人感动的是，即使自己已饥肠辘辘，她仍坚持为门外等待却未能挂上号的患者完成诊疗，确保每位患者都能得到诊治后才安心下班。

跟诊至今，倪老师的教诲时时在耳边响起，“中医是苦苦思索之后的豁然开朗，要多读经典，多思考”“做一名医生要先学会做好一个人”，尤其记得“行医要心存善念，体会患者不易，方能成为一名好医生”。

2. 时晔跟师心得

时间如白驹过隙，跟随倪老师学习已有 5 年余，回首初来时那茫然懵懂的自己，至今着实感慨良多。

古语云：“一日为师，终身为父。”，在治学为医一途上，倪老师确然是一位高标准、严要求的“严父”。她精于中医典籍，衷中参西，对中医的热爱和救死扶伤的信念让她在医学道路上孜孜以求、刻苦钻研。她常言：“学无止境。”花甲之年在忙碌的工作之余，每年仍奔波于全国多地参加国家及省市各级各类学术会议，紧跟现代医学的最新进展、学习前沿的现代诊疗技术。倪老师重视临证带教，每在诊间看到典型的案例，就对跟师的我们仔细讲解，她常说："我自己走过许多弯路，所以我希望你们能少走一些。"若我们在问诊时、用药时有疏失或欠妥之处，倪老师也会严厉地指出，及时要求改正，"要对生命负责，所以要对每一位患者负责"。"桃李不言，下自成蹊"，倪老师严谨治学的态度和认真负责的精神让跟随她学习的年轻医师们都能迅速成长，每每收到已在各级岗位上崭露头角的学生们汇报的成绩时，倪老师总会露出欣慰的笑容。

"先发大慈恻隐之心，誓愿普救含灵之苦……见彼苦恼，若己有之，深心凄怆。"倪老师一直以此作为行医的基准，行医 40 余年，全心全意为患者服务，急患者所急，想患者所想。市外慕名而来的患者没有挂到号，即使已经拖班很久，倪老师也为其仔细看诊；行动不便的高龄患者配药，倪老师会事先与药剂人员叮嘱予以照顾，避免老人长久排队等待的辛劳；几乎每一位患者，除外开方用药，倪老师都会对他的膳食宜忌、运动起居细细指导；情志焦虑抑郁或有恶性疾病而情绪不佳的患者，倪老师总是言语恳切、常常去安慰与疏导，及至数次就诊后，原先总是苦着脸来诊的患者常能满面笑容地复诊，感谢她"原先总觉得人这么难过还不如死了，吃了您的药，我感觉生活又有希望了"……疫情防控期间，作为丽水市疫情防控中医攻关组组长，面对全新的疾病，倪老师常为解一疑惑，翻阅各类文献典籍研究，每至深夜，即使素有眼疾的双目已经酸涩疼痛、流泪不止，她上完眼药略作休息后仍继续坚持——“老毛病我忍忍就过去了，但是疫情等不得，在病床上的患者更等不得”。三年疫情防控，让倪老师的鬓发更添霜白，各种宿疾更是接踵而至，倪老师一边治疗，一边跛着脚奔忙在疫情防控的一线，辨证施治，一丝不苟，履行着“大医精诚”的信念，是患者和同事眼中的“拼命三娘”。

倪老师在工作中是严厉的师长，在生活中却是可以依靠的“慈母”。她爽朗的性格和乐观的生活态度，让她的诊间总是充满笑容。我们不仅是她的“小徒弟”“小粉丝”，也是她的“小患者”，每次结束患者就诊后就是内部蹭号时间，大病小病都央求倪老师给看个诊，每每总让她哭笑不得，“我对自己儿子都没那么操心，管着你们的学习还要管着你们的身体”……忙碌的医疗工作常会让医者们无暇顾及自己的健康，院内的同事们也总逮着机会让倪老师给看病调治，膏方季时更是拖家带口地找倪老师开膏方，他们总开玩笑说：“一年不吃您一个膏方，来年都觉得没精力看那么多患者了。”疫情防控期间医疗任务陡然加重，年轻医师更是支援一线的主要力量，被疫情任务重压，之后又被病毒直接击倒的我们总跑去给她“添个乱”，倪老师一边给开药，一边心疼地看着病恹恹的“小徒弟们”，平时也时常关怀我们的身体健康，我们常笑言：“自己的半条命是老师给捡回来的。”她让在异地求学、工作的我们觉得多了一位“母亲”，内心倍觉温暖。

倪老师，“医”路前行，感恩有您，“医”路坎坷，幸甚有您，我们的“引路人”。一日为师，终身如父亦如母，在未来的日子里，我们也将不辜负您的期望，一心赴救，不断前行，践苍生大医之路。

3. 罗晓风跟师心得

跟师学习数载，随诊抄方，聆师教诲，耳濡目染于老师严谨的治学态度及医者仁心的行医准则，这不仅提高了我临床诊疗的能力，更在灵魂深处根植了我对中医实践的信念。

初到工作岗位，尽管历经几年的中医学习，但在中医临床治疗的疗效上仍感把握不足，因而也没有很强的信心。跟师之后，发现老师对于每个患者几乎都首先以中医理论来辨证，以中药汤剂等手段治疗，而且效果明显。记得有一位长期便溏的患者，多方治疗无果后来老师处求医，因为对于治疗已经有所畏惧，第一次只开了 3 剂中药，结果 3 天后患者再次就诊时兴高采烈地表示症状得到了显著缓解，再经过一段时间治疗后即告痊愈。一个个患者的痊愈使我的认识更加明确，一次次患者给老师的感谢增强了我对中医治疗的信心。

更为印象深刻的是，老师对患者的痛苦感同身受，能真正做到想患者所想。给患者解释病情时，她总是以最易懂的语言，同时以自己或身边人的事例引证，让患者打消对疾病的恐惧。当患者为病情苦恼时，总是态度温和地尽量安慰；当患者有其他困难时，总是千方百计地帮助解决；当患者病情好转时，更是发自内心地感到快乐。老师总是说，这就是为医者最大的荣耀。

能跟随老师学习，也是我的最大荣幸。

（金玥、时晔、罗晓风）

彩插

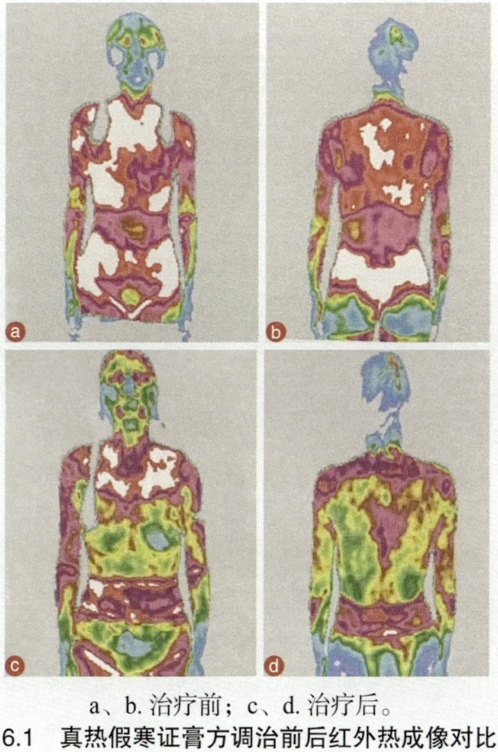

a、b. 治疗前；c、d. 治疗后。

图 6.1　真热假寒证膏方调治前后红外热成像对比图

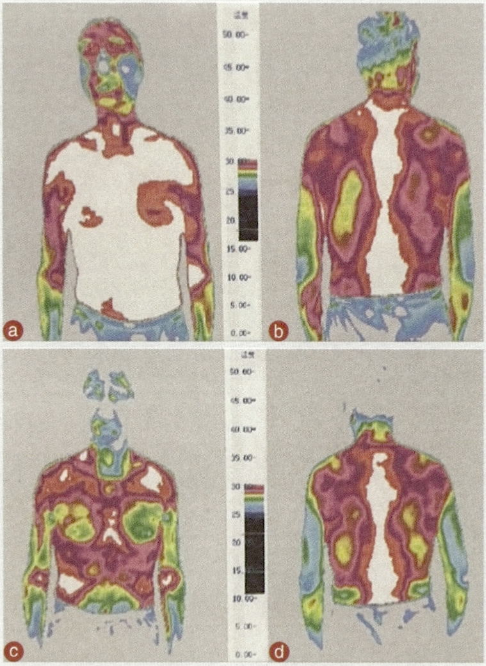

a、b. 治疗前；c、d. 治疗后。

图 6.2　肾精亏损证膏方调治前后红外热成像对比图